がんでもママになるのをあきらめない

卵巣組織凍結という選択肢

生殖医療専門医　京野廣一

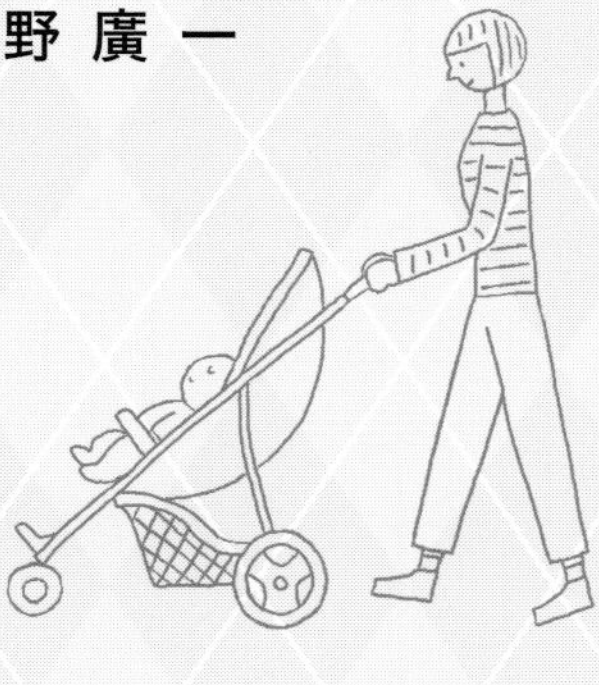

サンルクス

はじめに

今、「がんでもママになるのをあきらめない」というタイトルのこの本を手に取ってくださっているあなたは、どんな方でしょうか。この本の執筆を思い立ったときから、私は読者の姿を思い浮かべながら、書き進めてきました。あなたは、将来、子どもをもつことが難しくなるかもしれないという不安と戦いながら、がん治療に臨もうとしている若い女性かもしれません。あるいは、ご本人以上にがんの診断を受けたお子さんの未来を案じている、お父さまやお母さまかもしれません。

医学の進歩と共に、がん治療の成功率は大きく伸び、近年では、がんを克服した「がんサバイバー」がずいぶん増えました。それに伴い、がん治療の副作用で卵巣の機能が低下したり、喪失したりして、将来の妊娠・出産が望めなくなる女性が増加しています。若い女性にとって、がんは治っても、一生子どもが産めなくなってしまうというのは、計りしれないほどのショックだと思います。

がんの専門医ではない私は、がんを治療することはできません。しかし、生殖医療の専門医として、患者さんが将来お子さんをもつことができるようにサポートすることはできます。もし、患者さんが「だいじょうぶ。きっといつか、温かな家庭を築いて子どももてる」と思うことができるなら、がん治療を前向きに乗り越える、大きなモチベーションになるのではないでしょうか。

女性の妊娠する力のことを医学的には妊孕性（にんようせい）といいます。欧米では、妊孕性を温存するために、がん治療の前に、卵子や受精卵、卵巣組織を凍結して保存することが一般的になってきています。日本ではこうした療法がまだ普及しているとはいえず、医療関係者であっても知識不足の方が少なくないのが実情です。

患者さんに希望を持っていただくためには、確かな裏付けが必要です。この本には、現在、日本で受けることができる妊孕性の温存療法についての最新情報をまとめてあります。前半には、妊孕性温存の種類と特徴、それぞれのメリットとデメリットを書きました。たいせつな身体のことですから、ひととおり目を通したうえで、腫瘍科の担当医と適切な妊孕性温存の選択について話し合ってください。

本の後半では、妊孕性温存の世界的主流になりつつある、「卵巣組織凍結」について詳しくお話ししています。卵巣組織凍結というのは、〝卵子のもと〟が入っている原始卵胞ごと、卵巣の組織を凍結保存する方法です。がん治療が終わったのち、それを適切な時期に融解して体内に戻してやることで、妊娠する力をよみがえらせるのです。

日本ではまだ実施件数は多くありませんが、ヨーロッパを中心とする欧米では、卵巣組織凍結はきわめて安全確実な妊孕性温存として、広く実践されています。この方法による世界の出産例は、ここ20年足らずで200件を超えました。どの赤ちゃんも健康で生まれています。

日本でも、卵巣組織凍結がもっと身近になれば、今よりずっと多くのがん患者さんが、ママになることをあきらめずにすむと私は確信しています。なぜなら、小児がんの患者さんには、この卵巣組織凍結こそが、唯一の妊孕性温存療法だからです。また、がんの進行が速いため、治療の前に、卵子や受精卵凍結をする時間的な余裕がない大人の患者さんも、短時間で実施できる卵巣組織凍結を選択することで、妊孕性を保つことが可能になります。

がんを乗り越えた先に広がる、あなたやあなたの大切な方の人生が、豊かで幸せなものとなりますよう、妊孕性温存や生殖医療が少しでもお役に立つことを、心から願ってやみません。

2021年1月20日　京野廣一

目次

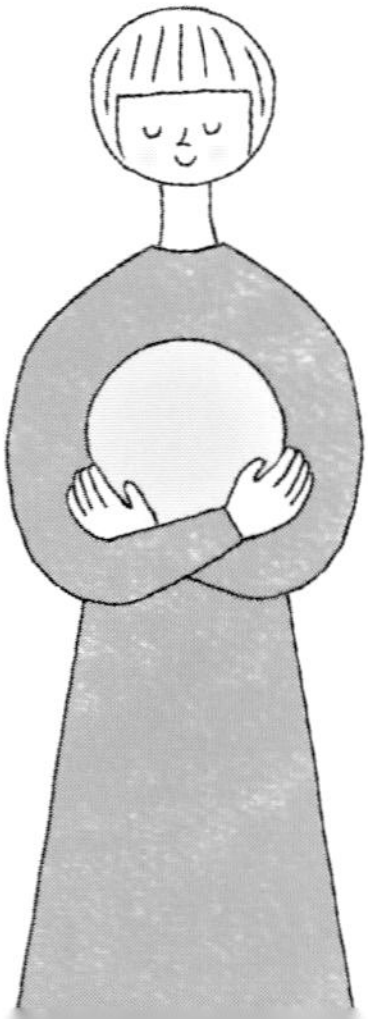

第2章

卵巣組織凍結という新しい選択肢

第3章

安全・確実な卵巣組織凍結を受けるには

コラム

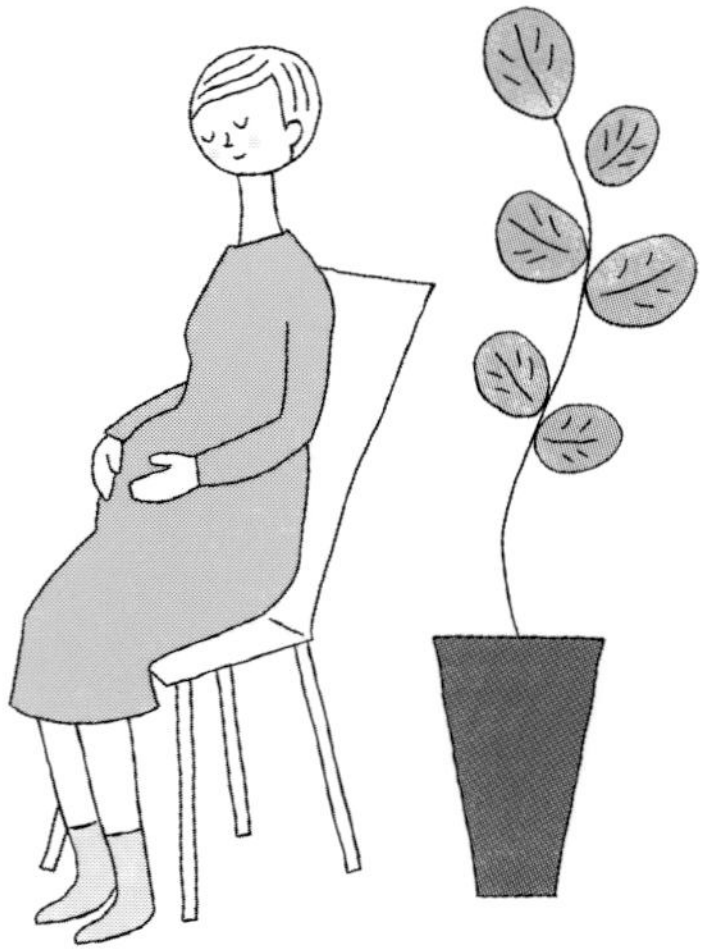

第1章

がん治療の後でもママになれるお話

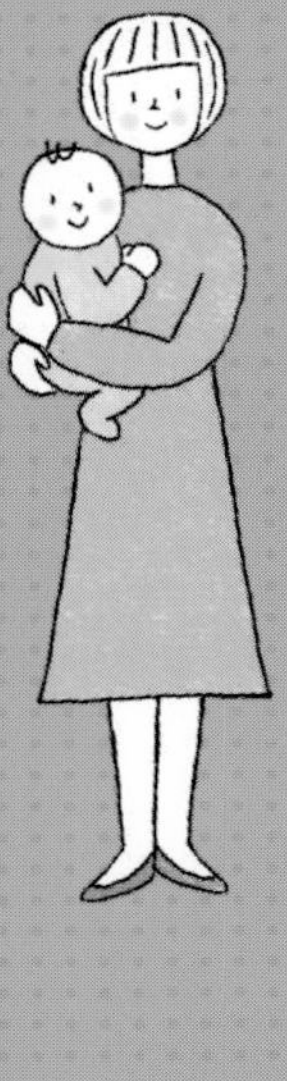

1-1

がんの多くが治る時代 そして完治後も人生は続きます

がん治療の世界は日進月歩 体への負担軽減にも配慮されています

日本では毎年100万人※1もの人が、新たにがんと診断されています。日本人男性の2人に1人、女性の3人に1人が、一生のうちに一度はがんを経験するというこの時代、**がんはもはや特別な病気ではなくなった**という声も聞きます。

もちろん、ひとりひとりの患者さんにとって、がんは他の誰でもないわが身のこと。その不安はよくわかりますし、軽々し

※1 2016年に初めてがんの新規患者数100万人を突破。国立がん研究センター調べ https://www.ncc.go.jp/jp/information/pr_release/2016/0715/index.html

いことは誰にも言えません。しかしそれでも、がん治療が長足の進歩を続けているのは確かな事実です。

かつて化学療法というと、激しい吐き気で食事がとれなかったり、起きていられないほどのだるさに悩まされたりと、患者さんにとっては、本当に辛く苦しいものでした。そうした患者さんの負担を少しでも軽減しようと、副作用が比較的少ない化学療法剤が開発されてきました。今では、複数の化学療法剤を組み合わせて治療効果を上げる試みも功を奏しています。

手術をするとき、腫瘍科の医師たちは、できるだけ切除範囲を小さく抑えるようにしています。一部の早期がんについては、内視鏡手術も普及しました。放射線療法も、今はピンポイントで、がんの部位だけに照射することができるのです。効果の面でも、体への負担を軽減するという点でも、個々の患者さんに合った丁寧な治療を行なうことで、**多くのがん患者さんが、完治や寛解**[※2]**に至っています。**

※2 完治ではないまでも、症状がおさまり、安定して病気を抑え込んでいる状態のこと

がん治療の影響で、生殖能力が失われる場合があります

腫瘍科の医師は、がんの種類や進行状態に応じて、最善の治療方法を考え実施します。患者さんの命を守ることが、何よりも優先されるからです。

ところが、がんを治すために必要なその治療が、生殖に必要な器官にまで影響を及ぼすことがあります。放射線の照射や化学療法によって、卵子のもととなる原始卵胞が減ってしまったり、卵巣機能が働かなくなることがあるのです。

その結果、ＡＹＡ世代[※3]と呼ばれる若い世代の女性患者さんでは、子どもを産めなくなる場合があります。実際、がん治療を前に、医師から不妊になる可能性を告げられたという読者も、いらっしゃることでしょう。**がん治療により、将来、妊娠できなくなる可能性があるのは、小児[※4]の患者さんも同じです。**

※3 思春期と若年成人を意味する、Adolescent and Young Adult の略。この世代（15歳〜39歳）では乳がんと子宮頸がん患者が急増するため、がん患者の8割が女性といわれている

※4 臨床医学では一般に、新生児から14、15歳くらいまでを「小児」としている

男女別の年齢別がん症例数

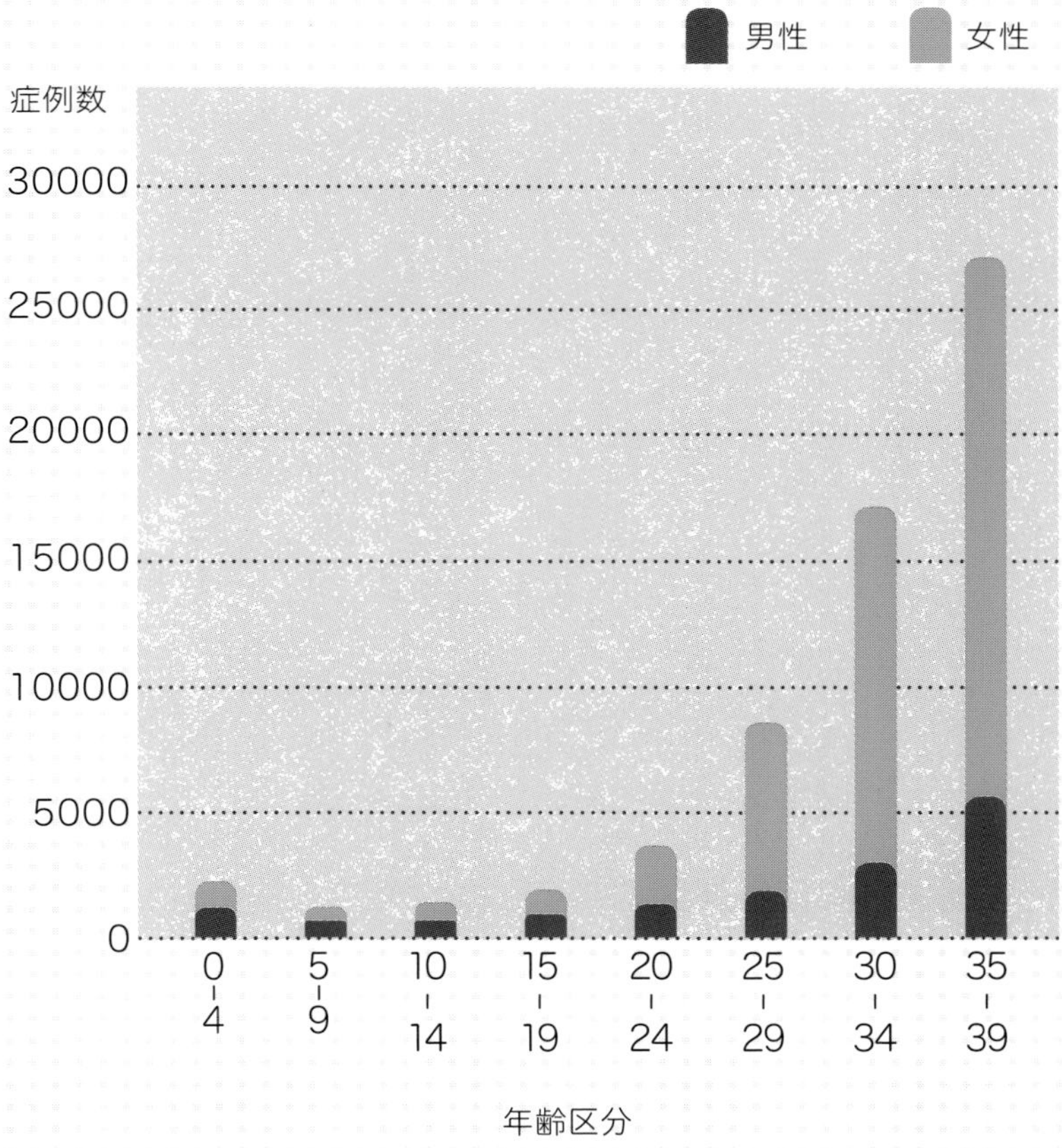

国立研究開発法人国立がん研究センターと国立研究開発法人国立成育医療研究センターによる「院内がん登録　小児・AYA 世代がん集計について」より
https://www.ncc.go.jp/jp/information/pr_release/2019/1018/index.html

赤ちゃんも、ＡＹＡ世代も抱えるリスクは同じです

女性の卵巣内の原始卵胞は、誕生時には２００万個ほどもあり、成長と共に減っていきます。つまり、女の子は一生分の卵子のもとをもって生まれてくるのです。

小児がんの患者さんの妊娠や出産は、まだまだ先のことですが、若く充実した卵巣に、がん治療が与えるダメージは多大です。このため、幼い患者さんに代わってご家族が、がん治療のリスクをじゅうぶん理解したうえで、お子さんの治療に臨んでいただくことが重要となります。

次のページからは、ＡＹＡ世代の患者さんにも、小児の患者さんにも役立つ「妊娠する力」を守る方法をお話ししていきます。まずはなぜがん治療で妊娠できなくなることがあるのか、基本的な知識を得ることから始めましょう。

1-2 妊娠できなくなる可能性があるがん治療とは？

妊娠出産と無関係な場所の治療でも生殖機能に影響がでる場合があります

妊娠する力を「妊孕性《にんようせい》」といいます。聞きなれない言葉だと思いますが、これからたくさん出てきますので、頭に入れておいてください。妊娠には卵子と精子が必要です。そして女性なら卵巣や子宮、男性では精巣が、重要な役割を果たします。女性の排卵や月経、男性の勃起や射精能力も、妊孕性を構成する一部です。

生殖に関わる臓器のがん[※1]が、妊孕性に直結するリスクとなることは、どなたでも想像がつくでしょう。ところが、乳がん、白血病、リンパ腫など、**妊娠や出産とは関係がなさそうな悪性腫瘍でも、治療の過程で生殖機能にまで影響がおよび、妊孕性が低下したり、失われたりすることがあるのです。**

がん治療が原因で起こる不妊には、一時的なもの[※2]と永久的なものがあります。病状、がんの種類、具体的な治療方法と、リスクの程度は状況によって異なりますので、がん治療の開始前に、担当医からよく説明を受けておく必要があります。

妊孕性に影響するのは、「手術療法」「化学療法」「放射線療法」の3つです

妊孕性に影響するおそれがあるがん治療には、大きく分けて、

※1 女性の場合は、卵巣がん、子宮頸がん、子宮体がん、卵管がんなど

※2 化学療法が成長途中の卵胞に影響を与えた結果、一時的に無月経になるが、その後、未成熟な卵胞が成熟してくると月経が再開するといったケース

手術療法、化学療法、放射線療法の3種類があります[※3]。

①手術療法による影響

卵巣や子宮を全摘出した場合、妊娠は望めなくなります。しかし、早期の子宮頸がんでは、「円錐切除」や「広汎子宮頸部摘出術」といった手術による妊孕性温存が可能ですし、早期の卵巣がんで片側の卵巣だけを摘出した場合も、妊娠が可能です。まずは、検診が大切です。

なお、脳の視床下部や下垂体にある腫瘍を摘出した場合も、排卵障害や月経異常が生じることがあります。これらの部位が、卵子の発育に関わるホルモンを司っているためです。

②化学療法による影響

化学療法が原因で卵巣機能不全[※4]が起きる確率は、30〜76%[※5]といわれています。卵巣に対する毒性が特に高いものとしては、シクロホスファミド[※6]が知られています。骨髄移植前の全身照射やハイリスクな化学療法は特に強力で、その前に妊

※3 子宮体がんでは、妊孕性温存に適した高用量黄体ホルモン療法が行われる場合もある

※4 無月経や無排卵症など

※5 Ben-Aharon I et al. Reproduction. 2012; 144 : 153-163.

※6 悪性リンパ腫、乳がん、白血病、神経腫瘍、子宮頸がん、子宮体がん、卵巣がんなど、さまざまながんの治療に使用されている

孕性温存を行うのが一般的です。

化学療法剤は、それが乳がんや白血病を治療するために投与されるものであっても、血流にのって卵巣に流れ込み、卵子を内包する原始卵胞の減少や死滅を招くことがあります。

化学療法の影響の出方や度合いは、薬剤の種類や投与量、患者さんの年齢によって変わります。治療終了後に卵巣機能がじゅうぶん回復せず、自然妊娠することが困難になったり、総投与量が大きいと、永久に妊孕性が失われる場合もあります。

③放射線療法の影響

卵巣への照射は卵子の数を減らし、不妊の原因となることがあります。子宮も放射線の影響を受けやすいので、妊娠に必要な環境が整えられなくなるかもしれません。腹部や骨盤に照射する場合も、卵子への影響が出ますし、妊娠が難しくなるほか、流産、早産、死産、新生児死亡などが発生しやすくなります。放射線の照射量に比例して、ダメージも大きくなります。

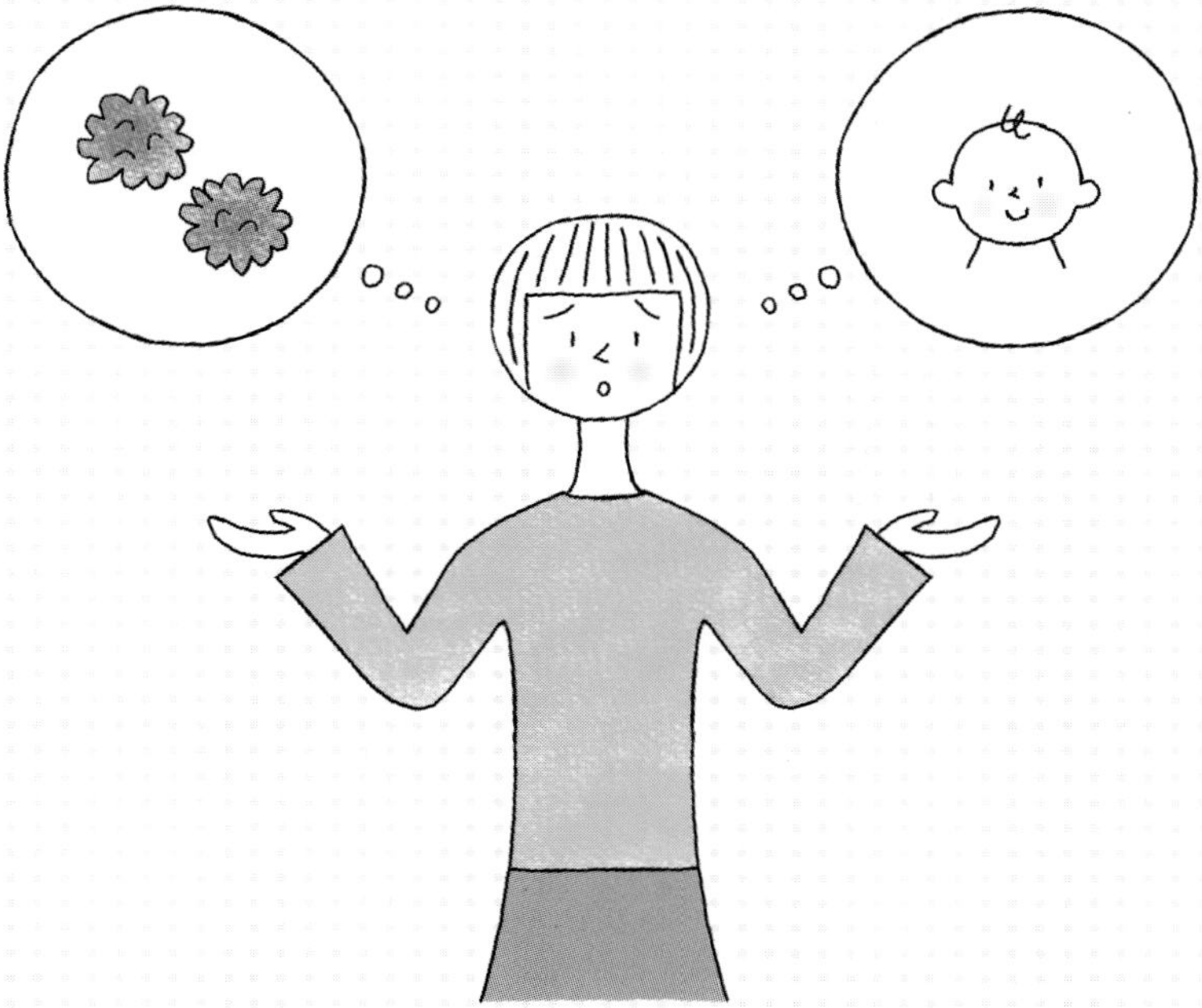

がんを治すためには、どうしても妊娠を
あきらめなくてはならないのでしょうか？

1-3

卵子や卵巣を凍結保存して妊孕性を守ることができます

治療についてわからないことは遠慮なく担当医に相談しましょう

腫瘍科の医師は、治療を始める前に、患者さんに治療計画を説明し、期待できる効果や、注意すべき副作用についてもお話しします。妊孕性を阻害するおそれのある治療が必要な場合は、そのリスクについても、あらかじめ説明があるはずです。

気になることや、よく理解できなかったことがあれば、遠慮せず質問や相談をしてください。そうすることで、患者であるあなたは納得して治療を受けられるでしょう。医療チームも、あなたがどんな不安や希望をもっているかを了解したうえで、治療にあたることができます。**がんの治療に支障が出ないことを前提に、妊孕性を守る方法も含め、あなたの希望をできるだけ反映した治療計画を考えてもらうことが大切です。**

凍結卵子の生存率は90％
同じく、受精卵では98％！

小児やAYA世代の患者さんについては、妊孕性を守るさまざまな工夫が、がん治療と並行して行われています。できるだけ卵巣などへの影響が少ない薬剤を選択する、金属ブロックで卵巣を遮蔽して放射線照射の影響を軽減する、手術で卵巣を移動[※1]して放射線を避ける、といったことです。

より積極的な「妊孕性温存」[※2]も、条件が合えば受けられま

※1 上行結腸や下行結腸の外側、あるいは腹部の皮下組織に、一時的に移動する

※2 妊孕性温存療法、妊孕性温存治療ということもある

す。がん治療の前に、卵子、受精卵、卵巣組織などを体外に取り出し、液体窒素のなかで凍結保存しておき、健康を回復したあと、時期をみて体に戻すという方法です。これにより患者さんは、妊孕性を損なうリスクが高い治療に備え、生殖に不可欠な組織を安全に避難させたうえで、安心してがん治療を受けることができます※3。

「凍結したら、卵子は死んじゃうのでは?」と、不安に思うかもしれませんが、ご安心ください。かつて50%程度だった凍結卵子の生存率は、今では90%を上回ります。受精卵(胚)では、その生存率は98%以上です。マイナス196℃の液体窒素のなかで、卵子の生命活動はほぼ停止するため、休眠状態で半永久的に保存することが可能なのです。

もちろん**妊孕性温存をしたからといって、将来、100%の確率で妊娠できるわけではありません。その点は、ふつうの体外受精と同じだということを、知っておきましょう。**

※3 子宮や卵巣の悪性腫瘍でも、早期発見・早期治療できれば、凍結が必要ないこともある

妊孕性温存の3つの選択肢

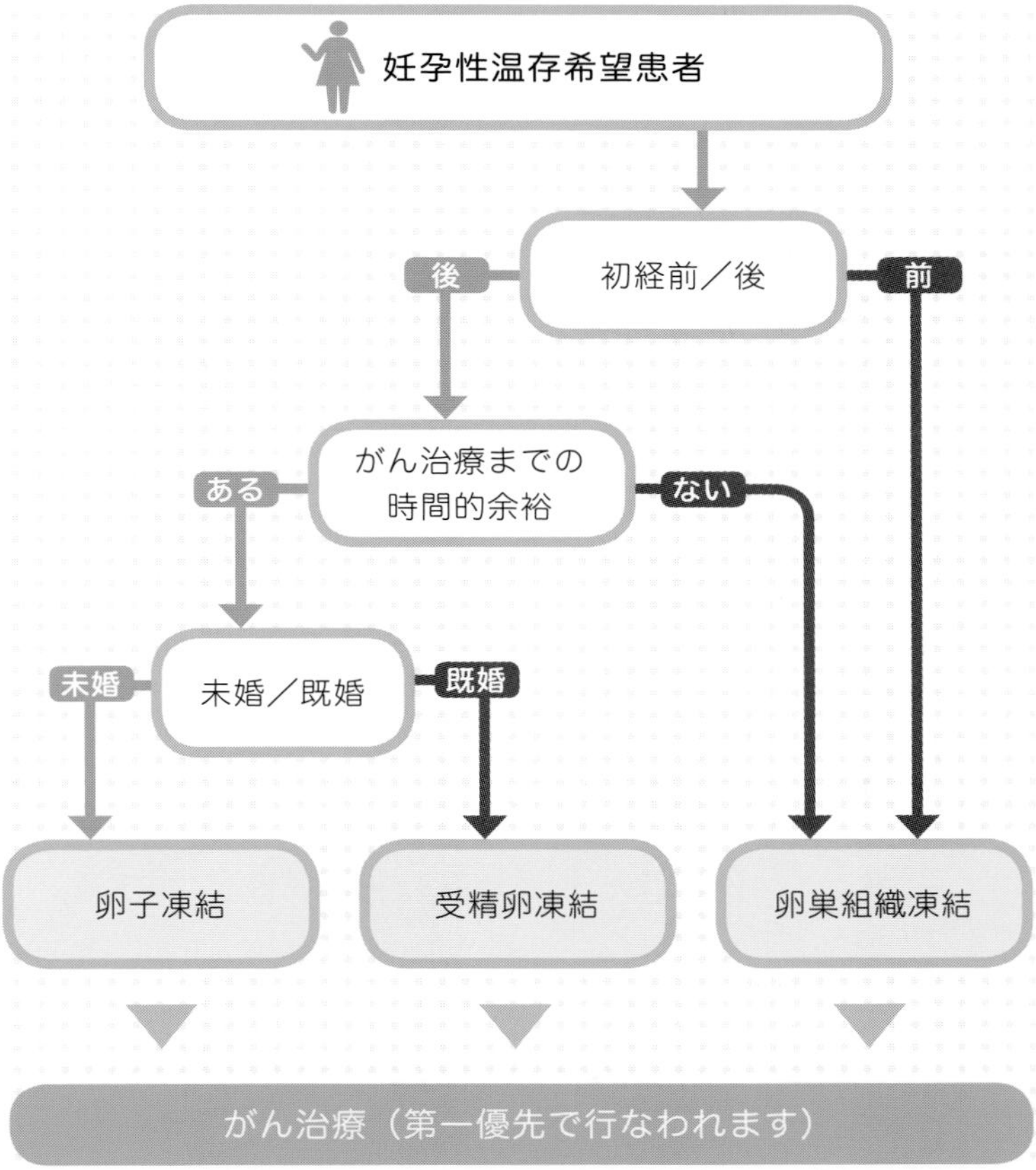

排卵誘発剤による合併症について知っておきましょう

卵子凍結と受精卵凍結では、採卵のため排卵誘発剤で卵巣を刺激します。一度で複数の卵子を獲得できるのはメリットですが、卵巣にとっては負担です。同時にいくつもの卵胞が育つため、卵巣が圧迫されて腫れ、おなかの張りや痛み、吐き気、尿が出にくいといった症状が現れることがあります。

これを卵巣過剰刺激症候群（ＯＨＳＳ）といいますが、腹水や胸水が溜まる、呼吸不全や血栓を引き起こすなど、重症化する場合もあります。通常、回復するまでに1～2週間かかります。採卵後に化学療法が予定されている場合には、そのことも考えて妊孕性温存の方法を選択してください。気になる症状があった場合は、速やかに生殖医療の担当医に相談してください。

1-4

妊孕性温存の潜在的希望者は実績の10倍もいます

卵子凍結を受けたがん患者さんは1年で256人[※1]（2015年）

過去およそ20年間で、妊孕性温存治療を受けたがん患者さんは2000名程度と推定されています。年平均にすると、毎年100人ほどになります。

そのうちの何人の方が実際に出産したかといったことは、よくわかっていません。がんと妊孕性温存に関する症例の登録制度が、2018年に始まったばかりなのです。全国の症例が記

※1 厚生労働省子ども・子育て支援推進調査研究事業 平成29(2017)年3月

録されるようになったのを機に、妊孕性温存を受けた患者さんの妊娠や出産の状況は、今後、詳しいことがわかっていくでしょう。

一方、こんな数字もあります。2017年に、国の研究班が、不妊治療を行う全国600の施設を対象に調査を行ない、初の報告書をまとめたのです。それによると、調査の前々年にあたる2015年の1年間で、がん治療前の卵子凍結が実施された件数は、256件でした。20年でおよそ2000件という冒頭の数字と比べても、妊孕性温存を受ける人の数が、大きく増えている様子がうかがえます。

卵子凍結を希望する患者さんは年間2600人と推測されます

興味深いのは、2017年の同じ調査で、経済的な支援が

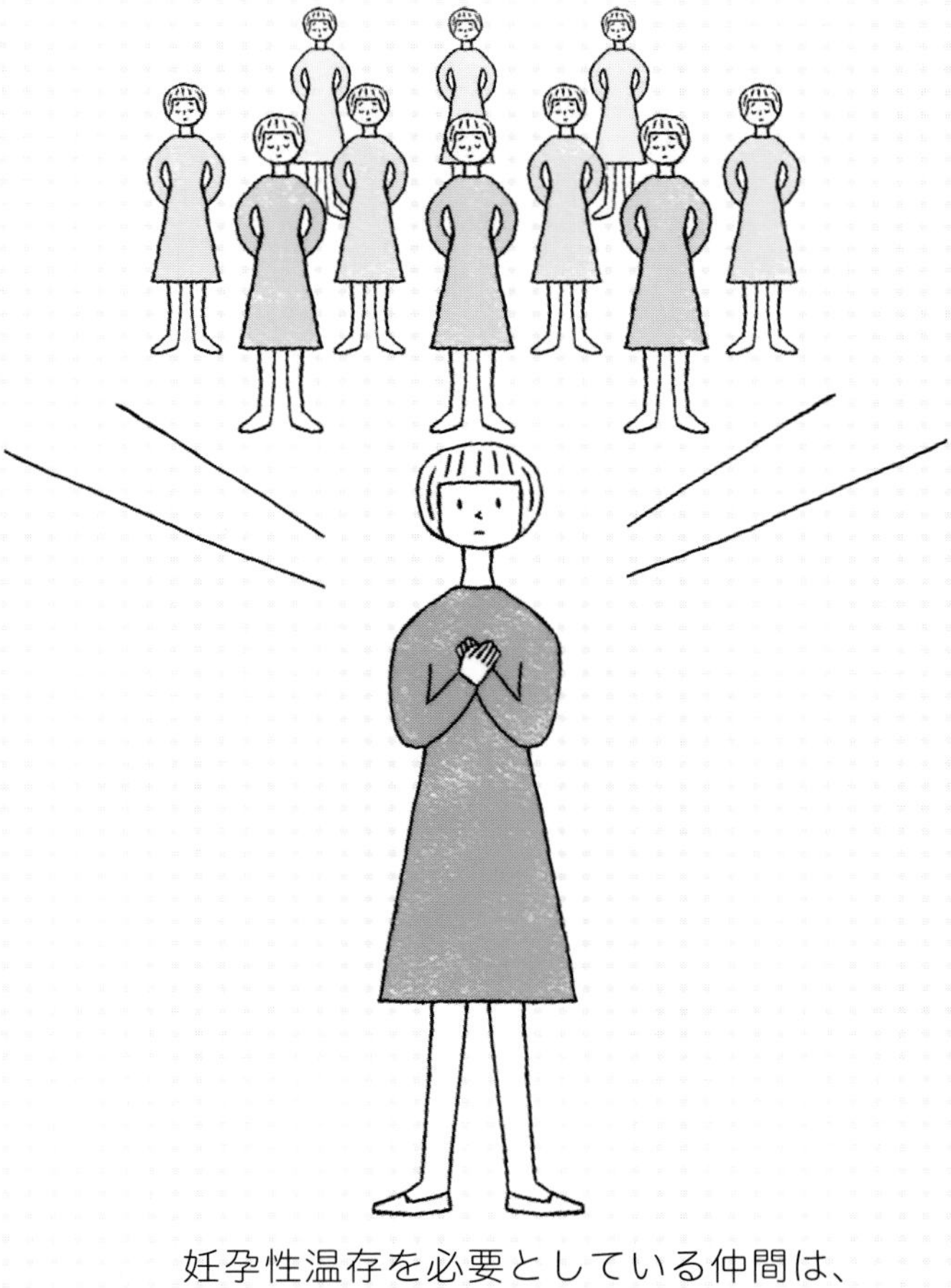

妊孕性温存を必要としている仲間は、
日本中にたくさんいます！

あれば、不妊になるかもしれないがん治療の前に、卵子の凍結保存を受けておきたいと考える女性の患者さんが、年間約2600人もいると推測していることです。

つまり、潜在的に妊孕性温存を希望する患者さんは、実際に卵子凍結などを受けた患者さんの、およそ10倍にのぼるのです。

あなたもそのお一人だとすると、自分と同じように思っている仲間が、日本中にそれだけいると知るだけでも、勇気づけられるのではないでしょうか。幸いなことに、がん患者さんの妊孕性温存に助成金を出す地方自治体もあり、妊孕性温存技術の医学的適用は、ますます広がっていくと思われます。

難しい病気を克服した患者さんの、将来のクォリティ・オブ・ライフ[※2]を考えるとき、妊娠する力を温存する意味は絶大です。

がん克服後の人生にむけて、あなたが妊孕性温存を本気で検討してくださることを願っています。

※2 Quality of Life（QOL）は人生や生活の質を意味し、生きるうえでの充足度を示す指標のひとつ

1-5

3つの妊孕性温存の特徴と適応は

未婚女性や、妊娠予定のない女性は「卵子凍結」ができます

女性の妊孕性を温存する方法は、卵子凍結（未受精卵凍結）、受精卵凍結（胚凍結）、卵巣組織凍結の3種類です。

「卵子凍結」は、13歳から40歳[※1]くらいまでの未婚の女性患者さんに適した妊孕性温存です。凍結保存された卵子は、最終的には顕微授精に用いられますので、排卵誘発剤で卵巣を刺激して、成熟した卵子を、卵巣から取り出します。膣壁《ちつへき》から卵巣

※1　卵子や受精卵凍結の対象年齢は、治療を行なう医療施設ごとの規定による

内の卵胞に細い針を刺して卵子を吸引し、採取した卵子を、マイナス196℃の液体窒素で凍結保存します。

がん治療が無事終わり、やがて結婚して子どもをつくることになると、凍結保存されていた卵子を融解し、パートナーの精子と顕微授精して子宮に移植します。

既婚女性なら「受精卵凍結」ができます

「受精卵凍結」は、既婚の女性がん患者さん向けの妊孕性温存で、45歳[※1]くらいまでが対象です。卵巣刺激から採卵までは、卵子凍結と同じですが、受精卵凍結では、採卵後に体外受精や顕微授精を行ないます。その後数日かけて、受精卵が「初期胚」[※2]か「胚盤胞」[※3]に育ってから、凍結保存します。初期胚も胚盤胞も、がん治療を終えた患者さんが妊娠を希望するタイミン

※1 卵子や受精卵凍結の対象年齢は、治療を行なう医療施設ごとの規定による

※2 採卵から2、3日かけ、4分割から6分割以上に育った受精卵の状態

※3 採卵から5～6日後の初期胚よりもさらに分割が進み、発育した胚

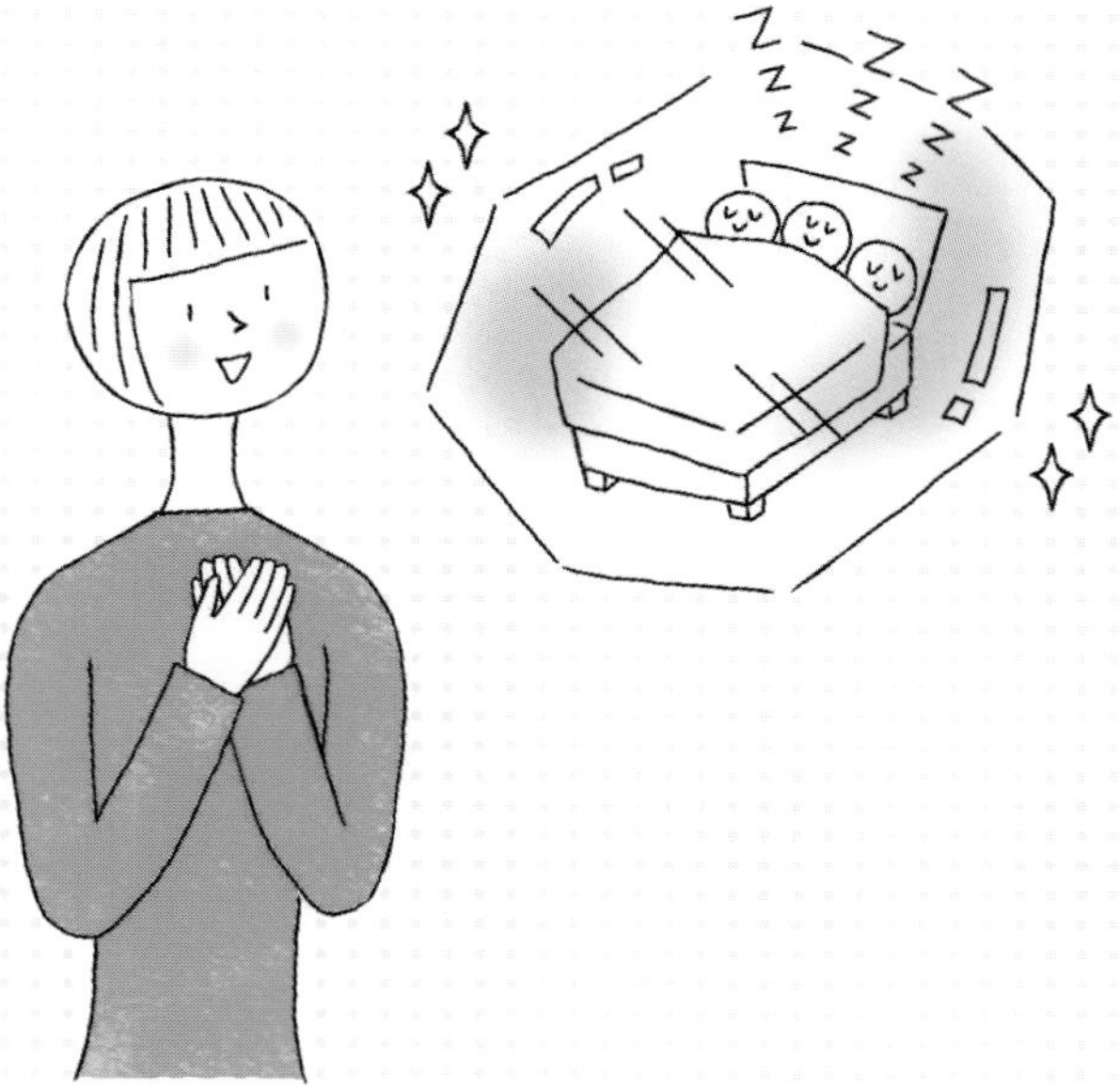

あなたが元気になる日を待って、卵子は
安全な液体窒素のベッドで眠っています

グで融解し、子宮内に移植されます。

がん治療開始を急ぐ場合や初経前の小児は「卵巣組織凍結」を

卵子凍結と受精卵凍結の場合、排卵周期のタイミングに合わせて採卵を行なうことから、2週間から4週間程度の日数を要します。したがって、一刻も早くがん治療を開始する必要がある患者さんには、適切な方法ではありません。つぎの章で詳しく解説しますが、所用日数が短くてすむ、「卵巣組織凍結」※4を検討してください。

妊孕性温存を受けたいのに、至急、がん治療を開始しなくてはならない患者さんにとって、卵巣組織凍結は救世主となる選択肢です。もちろん未婚か既婚かを問わず、小児も0歳から受けることができます。

※4 腹腔鏡下手術で卵巣を摘出し、原始卵胞を多く含む皮質組織を凍結保存する妊孕性温存の技術

3つの妊孕性温存の比較

	卵子凍結	受精卵凍結	卵巣組織凍結
日本癌治療学会推奨グレード	C1	B	C1
対象年齢	13～40歳（未婚）	18～45歳（既婚）	0～37歳（未婚・既婚）
治療期間	2～4週間	2～4週間	3～4日
出産例	多数	多数	200例以上（世界）
費用（凍結まで）	30～40万円程度	40～50万円程度	55～70万円程度
妊娠方法	顕微授精	体外受精／顕微授精	自然妊娠／体外受精／顕微授精
妊娠率	卵子1個あたりの妊娠率は4.5～13%	30～40%（凍結融解胚盤胞移植の場合）	30～50%（緩慢凍結法の場合）
がん細胞の再移入リスク	無	無	有
備　考	既婚者でも選択可能	妊娠・出産までに必要な胚盤胞は3個以上を推奨	初経前の小児がん患者には唯一の選択肢。自然妊娠が可能

COLUMN

知っておきたい
妊娠の仕組みと生殖医療のこと

卵子ができるプロセスは、女の子が誕生する前、まだお母さんの胎内にいるときに始まります。卵子のもとである卵母細胞が、直径わずか0・03㎜の「原始卵胞」となり、胎児の卵巣の「卵巣皮質」という部分に蓄えられるのです。

原始卵胞は、受精20週目でおよそ700万個にも増えますが、その段階に達すると、もうそれ以上、新たにつくられることはありません。それどころか今度は急速に減り始め、誕生時には200万個、月経が始まる思春期には20万〜30万個、45歳頃には1万個を切り、やがてすべて無くなって閉経を迎えます。

思春期以降の女性の卵巣では、卵胞に包まれた卵子が、受精可能な状態に育ち始めます。そして月に1度、月経開始のおよそ2週間後に、いちばん大きく育った成熟卵胞から、卵子がひとつ飛び出して、卵管に取り込まれていきます。

卵管というのは、子宮の左右に一本ずつある、長さ10㎝ほどの細い管です。端っこがイソギンチャクの触手のような形（卵管采）になって、卵巣から飛び出てきた卵子をキャッチするのです。卵管内に入った卵子が、タイミングよく精子と出会うと、受精が成立。受精卵（胚）が卵管から子宮へと移動して、子宮内膜に着床した時点で、ご懐妊となります。

女性の生殖器官

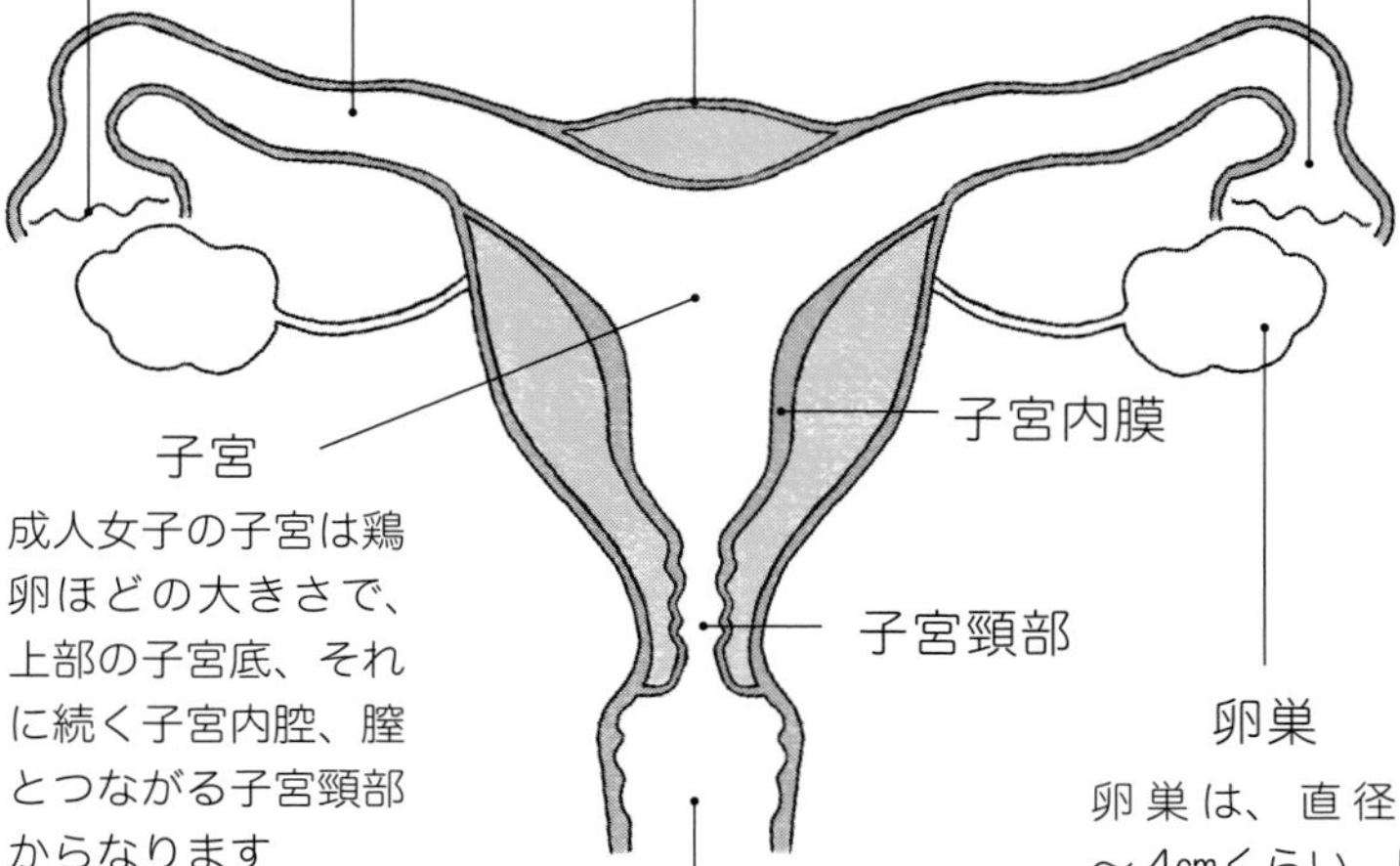

子宮

成人女子の子宮は鶏卵ほどの大きさで、上部の子宮底、それに続く子宮内腔、膣とつながる子宮頸部からなります

膣

膣から子宮をさかのぼった精子は、卵管内で卵子と出会います。その確率は、わずか 0.0001％です

卵巣

卵巣は、直径2～4㎝くらい、厚さ1㎝ほどの楕円形の臓器です。排卵は左右の卵巣で、毎月交互に起こります

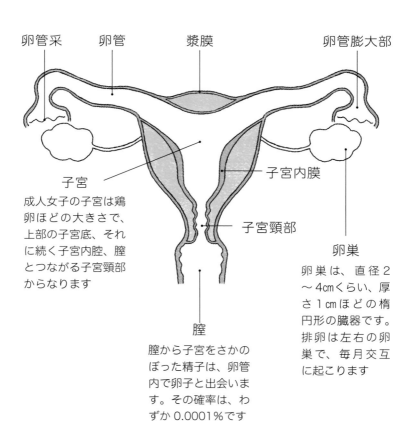

COLUMN

生殖医療は、がん患者さんのコウノトリ？

この卵子と精子の出会いを、性交によって成立させるのが「自然妊娠」です。では、何らかの事情で自然妊娠が困難な場合は、どうしたらよいでしょう。そうです、今は「人工授精」や「体外受精」という方法があります。

人の手によって、卵子と精子の出会いを手伝い、妊娠をサポートする医療技術を「生殖医療」といいます。英語の頭文字から、ＡＲＴ（アートAssisted Reproductive Technology）と呼ばれたりもします。顕微授精、胚移植、卵子や受精卵（胚）の凍結保存、卵巣組織凍結といった技術は、すべて生殖医療です。がん患者さんの妊孕性温存療法も生殖医療であり、若いがん患者さんが子孫を残すための妊孕性温存は、生殖医療において、ますます重要な分野となっています。

日本では２０１８年に、91万８４００人の赤ちゃんが誕生しました。うち５万６９７９人が、体外受精や人工授精による出生です。全出生数の約６％、なんとおよそ16人に１人が生殖医療で誕生しているのです。がん患者さんのコウノトリとしても、おおいに期待したいですね。

第2章

卵巣組織凍結という新しい選択肢

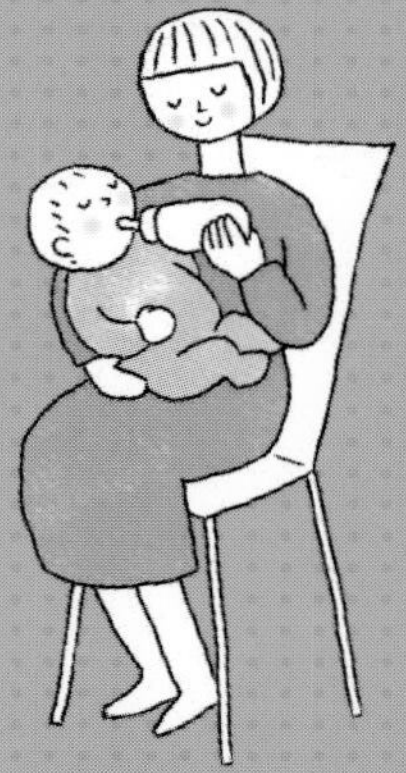

2-1

卵巣組織凍結は世界ではすでに確立した医療技術です

世界では200名以上の赤ちゃんが卵巣組織凍結によって誕生

1994年、イギリスのRoger Gosden教授が、凍結した卵巣組織を用いたヒツジの出産に成功[※1]しました。その10年後の2004年には、ベルギーのJacques Donnez教授が、凍結卵巣組織の移植による、人間の妊娠・出産に初めて成功[※2]しています。7年前に凍結した卵巣組織を移植して、ホジキンリンパ腫の元患者さんが、自然妊娠で健康な赤ちゃん

※1 Gosden RG et al. Hum Reprod. 1994; 9: 597-603.

※2 Donnez J et al. Lancet. 2004; 364: 1405-1410.

を出産[※3]したのです。

その後イスラエルとデンマークでも、凍結卵巣組織を用いた出産が報告され、卵巣組織凍結は世界各地に広がっていきました。世界全体では、これまでに「かつてのがん患者さん」たちから、すでに200人以上の赤ちゃんが生まれています。

9歳で摘出した卵巣組織で子どもを授かる女性も

北欧も卵巣組織凍結の先進地域です。デンマークでは、ユーイング肉腫[※4]の女性が完治後に凍結保存した卵巣組織の移植を受けました[※5]。そして2007年に体外受精で長女を、その後に、自然妊娠で二児を出産。移植した卵巣組織が5年以上機能し、複数のお子さんが生まれたという報告が増えてきています。

こんな症例もあります。地中海性貧血[※6]の9歳の少女が、

※3 ホジキンリンパ腫の患者であったOuarda Touiratさんが25歳で卵巣組織を凍結保存。その後、移植し、32歳で女児Tamaraちゃんを出産

※4 主として小児や若年者の骨にできる悪性腫瘍。小児に発生する骨腫瘍としては骨肉腫についで多い

※5 Jensen AK et al. Hum Reprod. 2015; 30: 2838-2845.

※6 ヘモグロビンを構成するグロビン遺伝子の異常による貧血。別名サラセミア

放射線治療と骨髄移植を前に、イギリスのリーズで卵巣組織を凍結保存。14年後、病気が治り結婚もした彼女は、コペンハーゲンの熟練した施設で解凍した卵巣組織をお腹に移植後、英国で体外受精を受けて妊娠しています。9歳のときに凍結した卵巣が、14年もの年月を経てなお見事に機能し、彼女は3200グラムの元気な男の子のママになったのです[※7]。

国が認める妊孕性温存療法として医療費の公的還付が適用される国も

ヨーロッパでは、1990年代後半から大学病院や大学附属の生殖医療センターを中心に、卵巣組織凍結が行なわれてきました。北欧でも同様ですが、当初はどの施設でも、この技術は実験的なものと考えられていました。しかし症例が増えるにつれ、安全で効果的な臨床治療として、広く認知されるようにな

※7 Matthews S et al. Minerva Ginecol. 2018; 70: 432-435.

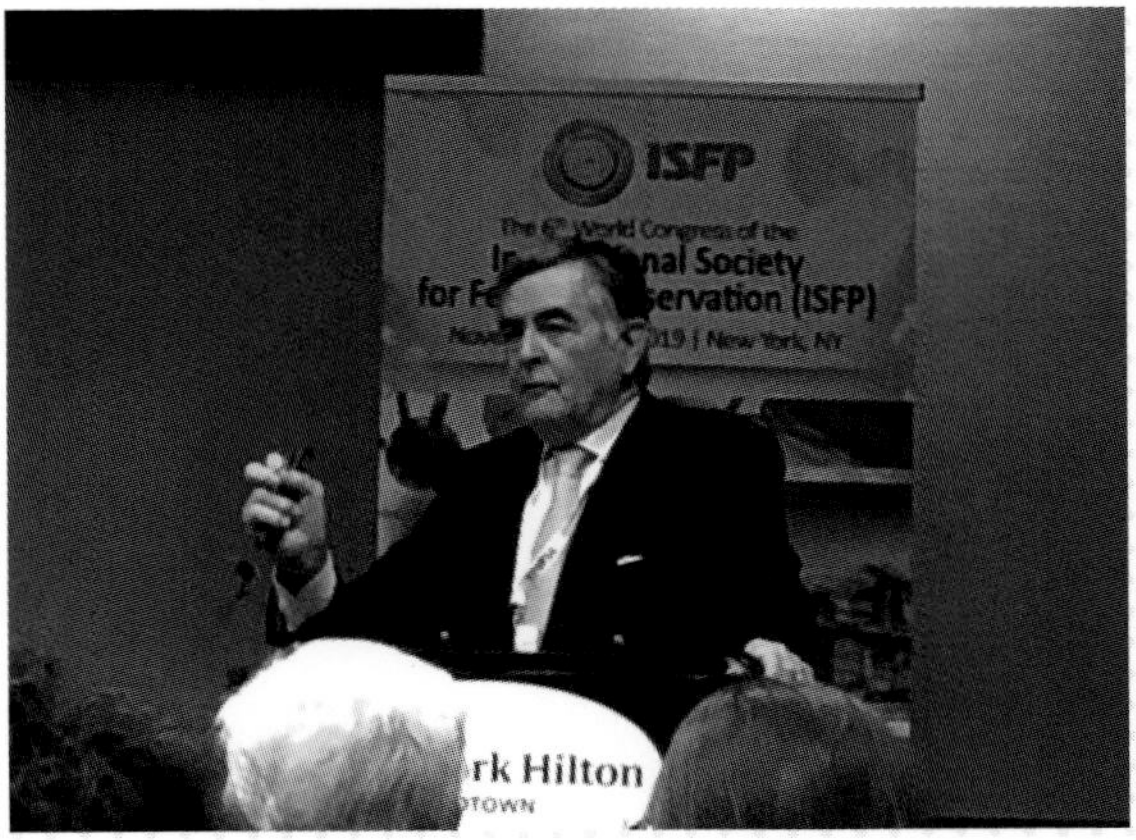

2004年、世界で初めて卵巣組織凍結による妊娠出産に成功したJacques Donnez教授（第6回ISFP／ニューヨーク）

りました。現在では、卵巣組織凍結がより受けやすくなるように、多くの国が治療費の助成制度を設けています。

デンマークは、卵巣組織凍結を「確立された妊孕性温存療法」として認めており、医療費の公的還付が受けられます[※8]。ベルギーやイスラエルでも、公的助成[※9]が適用されます。イギリスでは、所定のセンターで、公的支払基金ＮＨＳ（国民保健サービス）[※10]の下での、凍結保存が可能となりました。

ドイツの場合、卵巣組織凍結は生検[※11]の一種とみなされ、公的保険が適用されます。卵子凍結や受精卵凍結は、保険の対象外のため、妊孕性温存に卵巣組織凍結を選ぶ人が自然と多くなるというのは、ドイツらしい合理主義ですね。

卵巣組織凍結は、未来ある若い世代の妊孕性を大きく向上させ、出産という希望を形にする技術です。**たとえ若い頃に、がんなどの難しい病気を経験しても、当たり前に子どもをもつことができる時代は、もう始まっているのです。**

※8 Gellert SE et al. J Assist Reprod Genet. 2018; 35: 561-570.

※9 日本がん・生殖医療学会レジストリ「海外やわが国における症例登録体制　表1　主な国の妊孕性温存費用と登録制度」 http://www.j-sfp.org/about/registry.html

※10 National Health Service　国営医療サービス事業で、イギリスの医療機関は約8割がＮＨＳ傘下の国営施設。医療費は処方箋料や一部の治療を除いて無料

※11 生体検査。病変の一部を採取し、顕微鏡で詳しく調べる検査のこと

2-2

すぐに受けられるのが卵巣組織凍結のメリットです

腹腔鏡下手術で行なう卵巣摘出は入院しても3～4日ほどです

卵巣組織凍結[※1]は、卵子のもととなる原始卵胞が、何万個、何十万個とストックされている卵巣を取り出して、凍結保存する妊孕性温存療法です。といっても、実際に凍結保存して使用するのは、卵巣皮質のみです。

卵巣というのは、成人で3×4×1cmくらいの大きさの、薄い楕円形の臓器です。左右に一対あるこの卵巣のひとつを、

※1 適応は、乳がん、白血病、リンパ疾患、脳腫瘍、子宮頸がん、卵巣がん、骨肉腫など

お腹に小さな穴をあけ、そこから摘出します。全身麻酔と腹腔鏡下手術[※2]で行ないますので、短時間ですみ、患者さんの負担も開腹手術より軽微です。

そのため2週間以上かかる卵子の採卵手術と異なり、卵巣摘出の手術は、入院をしても3日か4日と、ごく短期です。しかも、排卵誘発剤によるOHSS（卵巣過剰刺激症候群）の副作用[※3]もないので、翌日からの化学療法も可能です。

卵巣組織は小さな切片に分割 卵子や受精卵も培養して凍結保存

取り出した卵巣は切開し、原始卵胞をびっしり抱えた皮質を、8×4×1㎜ほどの短冊状の切片に整えます。できれば元の状態に近いかたちで凍結できればよいのですが、今の技術では、厚さ1〜2㎜程度の組織片でしか、うまく凍結できないのです。

※2 開腹をせず、小さな穴から内視鏡を腹腔内へ挿入して行なう手術技法

※3 詳しくは26P参照

卵巣組織凍結の流れ

1 片方の卵巣を摘出（腹腔鏡下手術）

↓

2 組織検査（卵胞密度やがん細胞の混入がないかの確認）

↓

3 組織を数十の小さな切片に処理

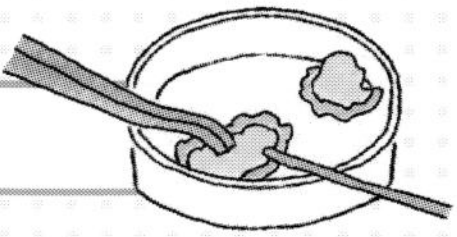

↓

4 凍結保護剤に浸す

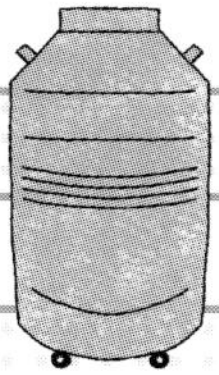

↓

5 液体窒素のなかで保管

↓

6 融解

↓

7 検査

↓

8 移植手術

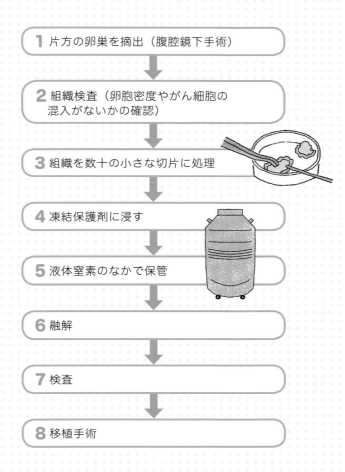

それで切片に分けるのですが、大人の卵巣なら、この過程で何十もの切片がとれます。きれいにトリミングされた組織片は、がん細胞が紛れ込んでいないか、原始卵胞の密度や状態はどうかなどの検査と同時に、凍結保護剤[※4]に浸して、液体窒素で凍結保存されます。

一方、取り出した卵巣組織を有効利用するために、可能であれば、卵巣組織中の10㎜以下の卵胞に穿刺して未成熟卵子を採取し、体外で培養して成熟卵子も獲得します。独身の患者さんは卵子で、既婚者なら顕微授精をして、受精卵の状態で凍結保存します。

これらには微小残存病変[※5]のリスクがないため、がんが治癒して妊娠を希望する際、卵巣切片を移植する前に使用するのが一般的です。こうした卵巣組織摘出の際に採取し保存した卵子や受精卵から、これまでに6人の子どもが生まれています[※6]。

※4 凍結によるダメージから細胞を保護するために使用される薬剤

※5 組織内に残存する微少ながん細胞。MRDともいう

※6 Segers I et al. Hum Reprod. 2020；35：2026-2036.

2-3 より確実で、より高い妊娠の可能性が期待できます

凍結された卵巣組織は長期間の保存にも耐えられます

凍結された卵巣組織の上では、安全な卵胞というベッドをぎっしり並べ、さまざまな成長段階にある卵子やたくさんの卵子のもとが眠っています。

患者さんががんを克服し、やがて出産を考える時期がきて、腫瘍科の担当医からも許しが出れば、凍結された卵巣組織は、いよいよ融解され、体に戻されることになります。凍結した卵

巣組織は、長期間の保存が可能です。前にお話ししたように、海外では、凍結保存から14年もたったのち、融解・移植した卵巣組織で出産した例もあります。

融解した卵巣組織の複数の切片は、体内に残っている卵巣を少し切って、そこに移植することもあれば、子宮近辺の腹腔ポケット（お腹のなかの空間）の、卵管[※1]の開口部に近い場所に移植することもあります。

卵巣組織凍結では自然妊娠も望めます

移植して4〜5カ月すると、卵胞や卵子は再び成長を始めます。周期的な排卵や、月経も戻ってきます。そう、**通常の性交による、自然妊娠の可能性[※2]が出てくるのです。**

これは、体外受精でしか妊娠できない卵子凍結とは、大きく

※1 子宮の左右に1本ずつ伸びる、長さ10㎝ほどの細い管。開口部がろうと状の構造になっており、卵巣から排卵された卵子を取り込む。卵子と精子が出会い、受精するのも卵管内

※2 卵巣組織の移植を受け、妊娠した元患者さんの約7割が自然妊娠による妊娠

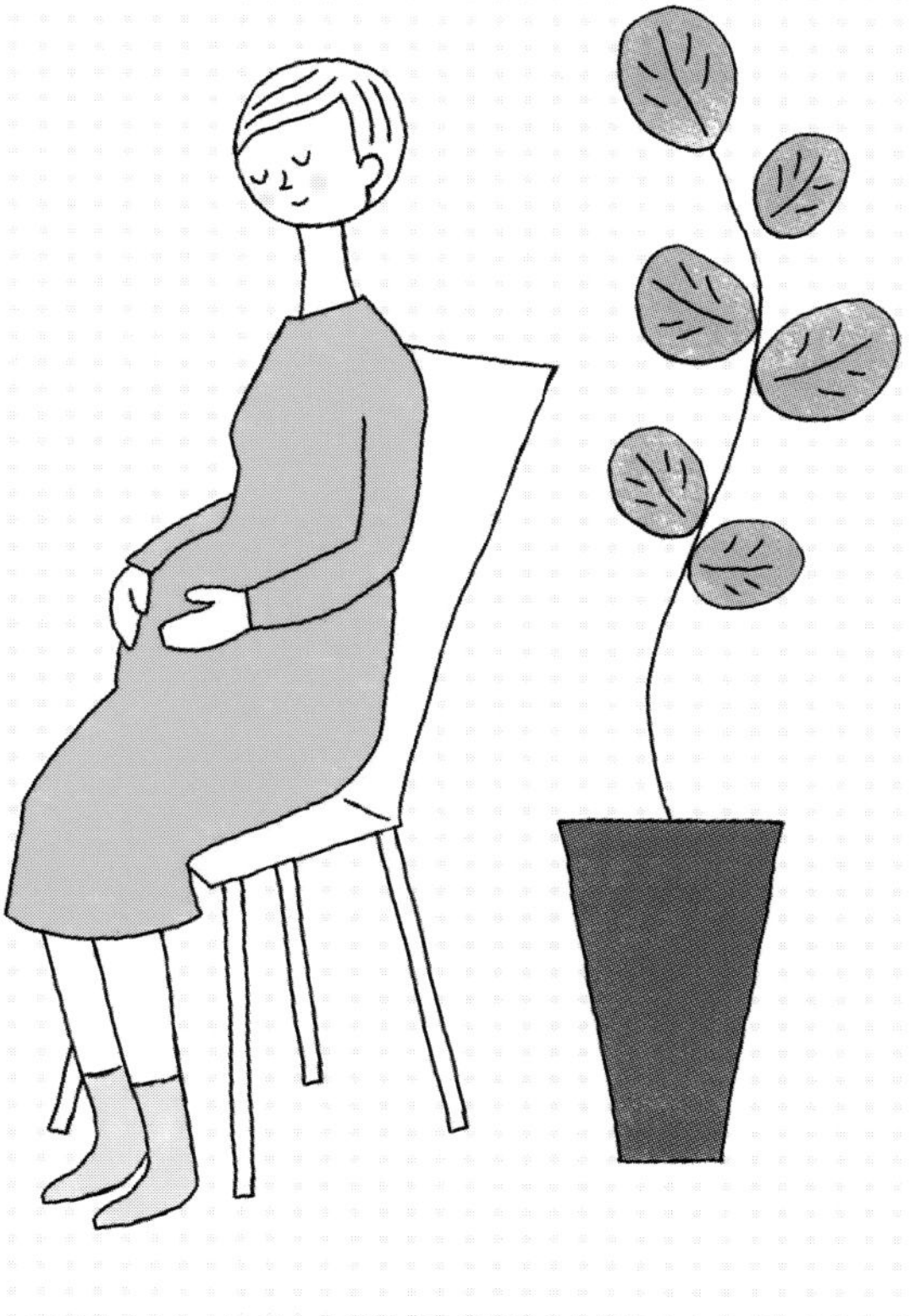

凍結保存した卵巣組織を移植すれば、
自然妊娠も夢ではありません

異なる点です。しかも卵子や受精卵凍結では、採卵した卵子や受精卵がなくなればおしまいですが、卵巣組織の移植によって排卵が再開すれば、排卵の度に、妊娠のチャンスが得られます。わずか数ミリの切片であるにもかかわらず、そこに卵巣本来の機能がしっかりプログラムされているのですから、生命の不思議さ、たくましさを感じませんか?

摘出した卵巣からは、複数回の移植にじゅうぶんな数の切片が取れますので、1度の移植でうまくいかなかった場合でも、繰り返してトライできます。

COLUMN

卵巣組織の同所移植と異所移植

ちょっとおもしろいお話をしましょう。凍結保存した卵巣組織を体に戻す方法には、実は2通りあります。ひとつは先に述べたように、残存卵巣の断端や、卵管に近い場所に組織を移植する「同所移植」です。移植がうまくいって卵巣機能が復活すれば、自然妊娠も夢ではありません。もうひとつは、「異所移植」という方法です。「異所」というくらいですから、摘出した卵巣がもともとあった場所とは、まるで違う場所に移植するのです。例えば、下腹部や前腕などの皮下です。

「うそでしょう?」と驚く声が聞こえてくるようですが、でも本当です。そしてもっと驚くことに、そんな場所に移植をしても、卵巣組織はなんとそこで、ちゃんと排卵を始めるのです。前腕皮下に移植した場合など、排卵が起こると、その場所が小さくプクッとふくらむのがわかります。皮膚のすぐ下に卵巣ができるようなものですから、採卵も楽で、体外受精による妊娠が期待できます。

いろいろやって、まだ卵巣組織が余ったら、更年期障害が気になり始める頃に、移植することも考えられます。卵巣は女性ホルモンにも関係しますから、更年期障害が緩和する可能性があるのです。小さな卵巣の小さな組織片。そこにはまさに、ミラクルが詰まっています。

2-4

小児がんでは卵巣組織凍結が妊孕性温存の唯一の選択肢です

進行が速い小児がんでも卵巣組織凍結なら対応できます

最低年齢の制限がない卵巣組織凍結は、小児がんの子どもさんにとって、文字通り、唯一の妊孕性温存療法です。世界では1996年頃から卵巣組織凍結が始まっていますが、現在は大型医療施設における卵巣組織凍結の12〜18%を、小児がんの症例が占めるという報告※1 ※2もあります。小児では採卵が困難なことと、小児がんは進行が速いことから、最短1日から最長

※1 Dolmans MM et al. J Assist Reprod Genet. 2013; 30: 305-314.

※2 Rosendahl M et al. Reprod Biomed Online. 2011; 22: 162-171.

4日程度で実施可能な、卵巣組織凍結が採用されるのです。
卵巣組織凍結が適応される主な小児がんには、リンパ腫、白血病、脳腫瘍、ユーイング肉腫、骨肉腫、横紋筋肉腫、神経芽腫、腎芽腫などがあります※3。

小児の卵巣は小さくても充実
妊孕性温存に不都合はありません

0歳〜14歳の小児の卵巣組織凍結も、全身麻酔による腹腔鏡下手術で卵巣摘出を行ないます。子どもの小さな卵巣ではと、心もとなく思うかもしれませんが、だいじょうぶです。子どもの卵巣には、原始卵胞が大人よりもはるかにたくさん詰まっているからです。

凍結保存した卵巣組織を移植するタイミングは、通常は結婚だったり、妊娠出産の希望時期であったりしますが、お子さん

※3 宮地 充、細井 創．京府医大誌．2017；126：555-564.

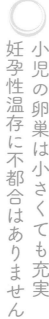

の場合は、自然な身体の発達を促す目的で、移植を行なうことがあります。**保存されている卵巣組織の切片は、基本的に数十片ほどありますから、必要なタイミングで、複数回にわたって移植を実施できるのです。**

思春期の訪れを促す目的で卵巣組織を移植

幼い時期に卵巣を摘出すると、思春期になっても、第二次性徴[※4]が現れないことがあります。重度の鎌状赤血球症[※5]だったフランス在住の少女は、10歳のとき、妊孕性温存のために右卵巣を摘出しました。その後の治療で病気は克服しましたが、13歳になっても思春期の兆候がありません。同年輩の友だちの身体がどんどん変わり、大人の世界に入っていくのを目のあたりにする当事者や、家族の心情は察するにあまりあります。

※4 思春期になって表れる、性器以外の男女の体の特徴。女性の場合、乳房がふくらむ、丸みを帯びた体つきになる、陰毛・わき毛が生えてくる、初経が起こる、外性器・内性器が発達するなど

※5 赤血球の形状が鎌状になり酸素運搬機能が低下する遺伝性の貧血症。アフリカ、地中海沿岸、中近東、インド北部に多い

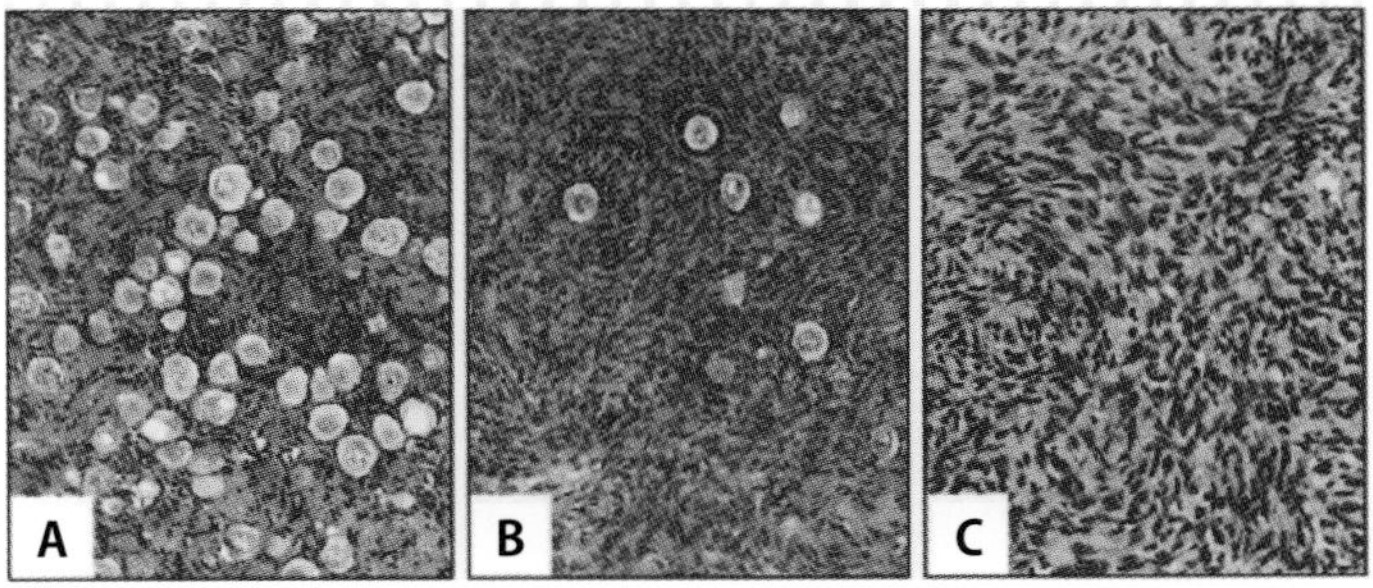

左から、A 7 歳、B 20 歳、C 30 歳の卵巣皮質内の原始卵胞密度の違い（Cortvrindt RG & Smitz JE. Fertil Steril. 2001; 75: 588-593.）

そこで医師は、凍結保存してあった彼女の卵巣組織から、3片を左下腹部皮下に移植しました。すると移植2カ月目から乳房が発達し始め、4カ月で恥毛や腋窩の体毛が生えてきました。156㎝、39㎏だった体格も、3年後には、172㎝、52㎏にまで成長[※6]しました。

こうした体の変化は、年ごろの少女にどれほど大きな自信を与えてくれたことでしょう。月経は移植後8カ月目に初来し、2年後には不規則になったとのことですが、いつか結婚することになれば、今度は赤ちゃんを産むために、再度、卵巣組織を移植できるのですから、希望をもって人生を歩んでいけることでしょう。

小児の卵巣組織凍結には、妊娠以外に第二次性徴を促進させる意義もあるのです。小児がんの子どもさんをもつ親御さんには、そのことも知っておいていただければと思います。

※6 Poirot C et al. Lancet. 2012; 379: 588.

2-5

凍結保存施設を集中して経験を蓄積実績を上げているヨーロッパ

ベルギーやイスラエルの凍結保存施設は「分散型」

ベルギー、イスラエル、デンマークは、卵巣組織凍結において世界を牽引する国々です。これらの国の凍結保存施設と卵巣摘出施設の数は、２００４年以降、ベルギーで3対3、イスラエルが5対5、デンマークでは1対4です。

人口に対して凍結保存施設がたくさんある「分散型」の場合、卵巣組織凍結を必要とする患者さんは、自分の最寄りの施設を利用できます。一見、便利そうですが、患者さんが分散するため、各施設で扱う症例数はかなり少なくなります。

症例数が少なければ、その施設には経験が蓄積せず、技術も思うように向上しません。ベルギーとイスラエル※1の例は分散型ではありますが、優れた成果をあげているのは、人口や国土面積に対して、適切な施設数であるためと考えられます。

施設を限定した「集中型」で実績を上げるデンマーク

一方、デンマーク※2は、少ない凍結保存施設に卵巣を集める「集中型」です。凍結保存施設はコペンハーゲンの1カ所のみです。この施設では卵巣摘出も行なっていますが、他の地域の3つの施設からも、摘出された卵巣が運ばれてきます。卵巣は培養液を入れた容器の中で4℃に保たれ、摘出から5時間以内

※1ベルギーの人口は1千150万人、面積は日本の12分の1。イスラエルは、日本の四国ほどの国土に、920万人が暮らす

※2デンマークの人口は570万人。面積は日本のおよそ10分の1

に凍結保存施設に搬入されて、そこで一括して凍結処理されるのです。半島と島々で構成される国土ですが、輸送手段を確保し、遅滞ない搬送を実現しています。

集中型の優れた点は、少ない施設に数多くの症例が集まることです。だからこそ、技術者は日々、実践から学び、手技を熟練し、質の高い技術を患者さんに提供できるのです。デンマークの凍結保存施設では、現在、年間80症例を凍結保存し、世界トップクラスの実績をあげています。

ドイツは搬送システムを整備して均てん化を実現

FertiPROTEKT※3というネットワークを組む、ドイツ、スイス、オーストリアも集中型です。凍結保存施設は、人口8000万人のドイツに2つ（ボンとエルランゲン）、人口

※3「妊孕性を守る」という意味の造語

８５０万人のスイスと、８９０万人のオーストリアには、それぞれ１つ（ベルンとインスブルック）です。わずか4施設でも、搬送システムを整備[※4]したことで、２００7年から２０１6年までに、２５００例という膨大な数の卵巣凍結を実施し、多大な成果をあげました[※5]。

例えば、ドイツでは、卵巣摘出は１００以上の施設で行われていますが、摘出された卵巣は搬送システムを利用して、ボンかエルランゲンの凍結保存施設[※6]に集められます。どこの病院で卵巣を摘出しても、それを凍結保存施設に搬送することで、誰でも最高水準の卵巣組織凍結を受けられるのです。

地域格差なく、みんなが高度な医療を受けられるようにすることを、「均てん化」といいます。集中型の凍結保存施設と、搬送システムの整備は、卵巣組織凍結の均てん化には不可欠です。国土の広さと人口数が近いドイツの事例に、日本も学ぶべきだと思います。

※4 保存液を入れた容器を4℃に保ち、24時間以内に凍結保存施設へ搬送可能

※5 Van der Ven H et al. Hum Reprod. 2016; 31 : 2031-41.

※6 凍結症例は1年で４００例。現在までに62名の患者の卵巣組織凍結と移植を行ない、妊娠率46・7%、生産率43・3% Liebenthron Y et al. Reprod Biomed Online. 2019 ; 38 : 740-749.

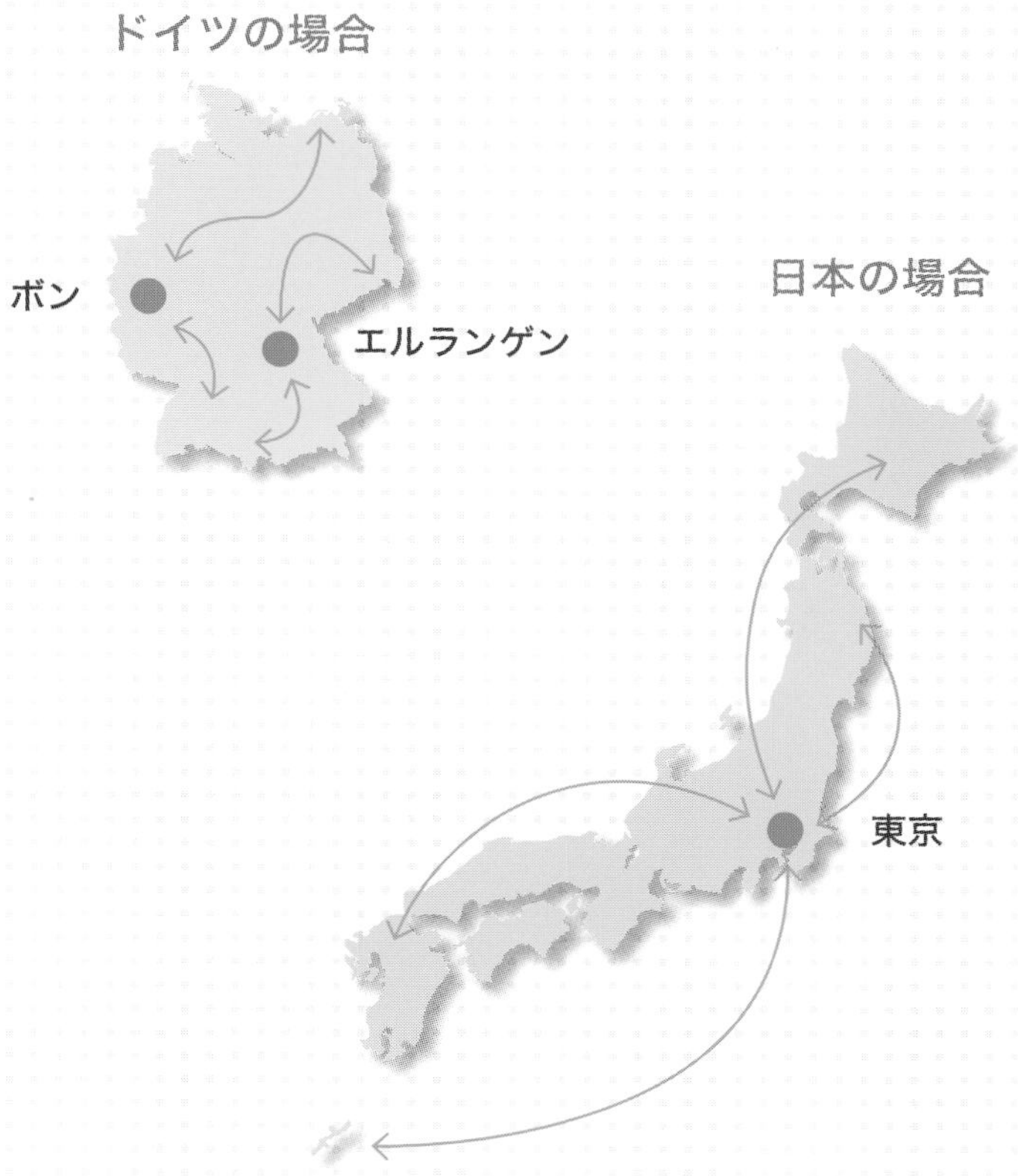

医療の均てん化

2-6 日本の卵巣組織凍結にはいくつかの課題があります

1つ目のハードル「妊娠の実績」がないという現実

２００６年からの10年間に、日本で行なわれた卵巣組織凍結は２０１件のみです。このうち移植まで進んだケースは数例あるものの、妊娠に至った例はありません[※1]。卵巣組織凍結の実効性は、海外の２００を超える出産例で証明されていますが、日本では妊娠の実績がないこともあり、卵巣組織凍結はまだ試験段階だと、患者さんに説明する病院が多いようです。

※１ 悪性腫瘍患者の妊孕性温存とは異なるが、早期卵巣不全（ＰＯＩ）のため、卵巣を摘出凍結し、活性化を行なったうえで移植し妊娠した例はある

この世界とのギャップの背景には、日本における卵巣組織凍結の認知度の低さ、凍結方法の違い、卵巣組織凍結ができる技術者不足といった問題があります。「日本産科婦人科学会」のウェブサイト[※2]には、卵巣組織凍結の実施が可能な生殖医療施設として、48の施設が登録（2021年1月20日現在）されています。しかし、本当にいつでも卵巣組織凍結ができる施設の数は、実際には二桁に届かないでしょう。

一方、大学病院で卵巣組織凍結に対応しているところは、多くの場合、卵巣組織の摘出から凍結保存まで、一貫して行なっています。しかしながら、現状では優秀な培養士[※3]は生殖医療のプライベートクリニックに所属することが殆どです。また、大学病院では人材の移動が多く、固定した人材による質の高い医療を卵巣組織凍結に必要な20年以上の長期間、継続して提供するのが難しいといった事情もあります。

※2 公益社団法人日本産科婦人科学会「施設一覧」http://www.jsog.or.jp/facility_program/search_result_facility.php

※3 生殖補助医療において、胚（受精卵）を扱う専門職。産婦人科領域の高度な知識をもち、所定の試験に合格することが必要

2つ目のハードル「ガラス化凍結法」のリスク

卵巣組織の凍結方法には、「ガラス化凍結法」[※4]と「緩慢凍結法」[※5]の2種類がありますが、日本では超急速で凍結する「ガラス化凍結法」が用いられています。

ところが興味深いことに、世界の卵巣組織凍結による出産は、98％以上が緩慢凍結法で凍結した切片を用いたものです[※6]。この分野のパイオニアの1人、デンマークのC. Andersen教授も論文中[※7]で、95の出産例中93例が、緩慢凍結法によるものだったと、研究結果を発表しています。

ガラス化凍結法には、凍結保護剤が細胞に高濃度で残るという指摘が、かねてからありました。私たちもヒトやウシの卵巣組織で実験し、緩慢凍結法ではほぼなかった凍結保護剤残留が、ガラス化凍結法では相当量あることを確認しています[※8※9]。

※4 Vitrification　高濃度の凍結保護剤を使用して、超急速冷却を行ない、細胞内外を非結晶状態で固化させる方法

※5 Slow Freezing　低濃度の凍結保護剤を使用して、ゆっくりした冷却速度で長時間かけて、細胞を凍結する方法

※6 ガラス化凍結法を用いた卵巣組織凍結による、悪性腫瘍患者の出産報告は、米国で3例あるのみ

※7 Jensen AK et al. J Assist Reprod Genet. 2017；34：325-336.

※8 Nakamura Y et al. Reprod Biomed Online. 2017；35：311-313.

※9 Obata R et al. CryoLetters. 2018；39：251-254.

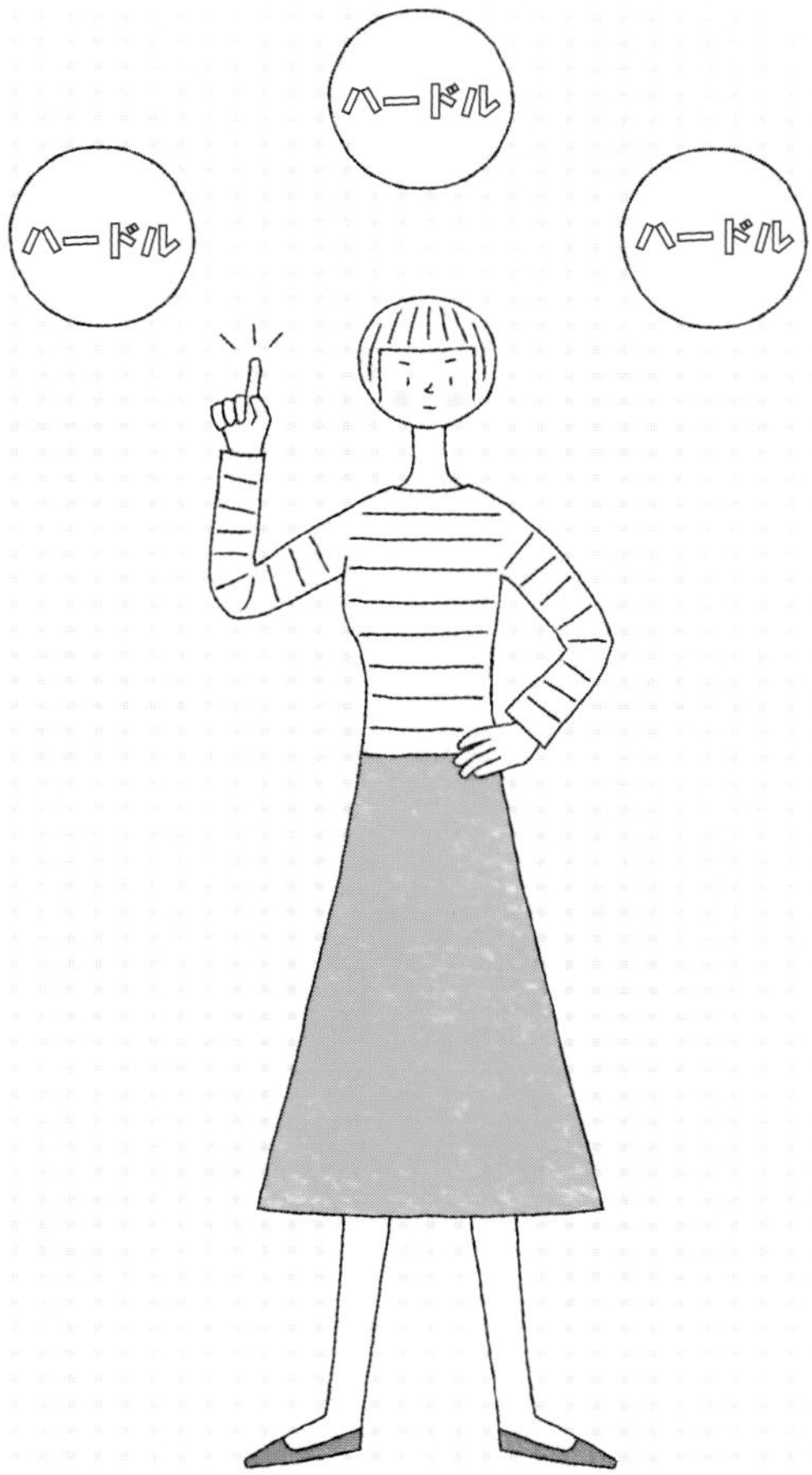

３つのハードルを乗り越えるには、
どうしたらよいのでしょうか？

こうしたリスクがあっても、日本の生殖医療が、卵巣組織凍結にガラス化凍結法を選ぶ理由には、短時間でできて特別な設備も不要という魅力もあるのでしょう。ガラス化凍結法も改良が進めば、安心して卵巣組織凍結に使えるようになる可能性はあります。しかし、いま、目の前にいる患者さんの利益を優先するなら、手間や時間はかかっても、安全性と実効性が証明されている緩慢凍結法を、私は推奨したいと思います。

3つ目のハードル「長期保管体制」への不安

卵巣組織凍結には、凍結後の長い保存期間がつきものです。患者さんの年齢が若いことが多く、小児の場合なら、移植が10年後、20年後、それ以降になる可能性があるからです。

もし移植を望んだときに、当時担当だった医師が退職し、卵巣組織凍結に明るくない医師しかいなかったらどうしたらよいのでしょうか。　あなたとあなたの大事な卵巣組織はどうなってしまうのでしょうか。

数年前に、1歳から5歳の小児がんのお子さんたちの卵巣組織凍結が行なわれたとの報告がありました。これから先、いよいよ移植というときには、担当した医師たちは、すでに定年退職していることでしょう。残された凍結物は、無事、新しい担当者に引き継がれるのでしょうか。また、保存中に自然災害や大規模な事故に見舞われたら、誰がどのように凍結物を守るのでしょうか。

患者さんにとって、卵巣組織凍結は一生に一度のチャンスですから、移植まで凍結物を安全に保存する責任の重さを、私たち医療者は改めて肝に銘じなくてはならないと思います。

これらのハードルを乗り越えるには、人材の育成も、設備の充実も、凍結の手法や保管体制の見直しも必要ですが、ドイツやデンマークのように、卵巣組織を凍結保存する専門施設を設け、日本全国から利用できる仕組みをつくることで、多くの課題を解決することができます。つぎの章でお話ししましょう。

第3章

安全・確実な卵巣組織凍結を受けるには

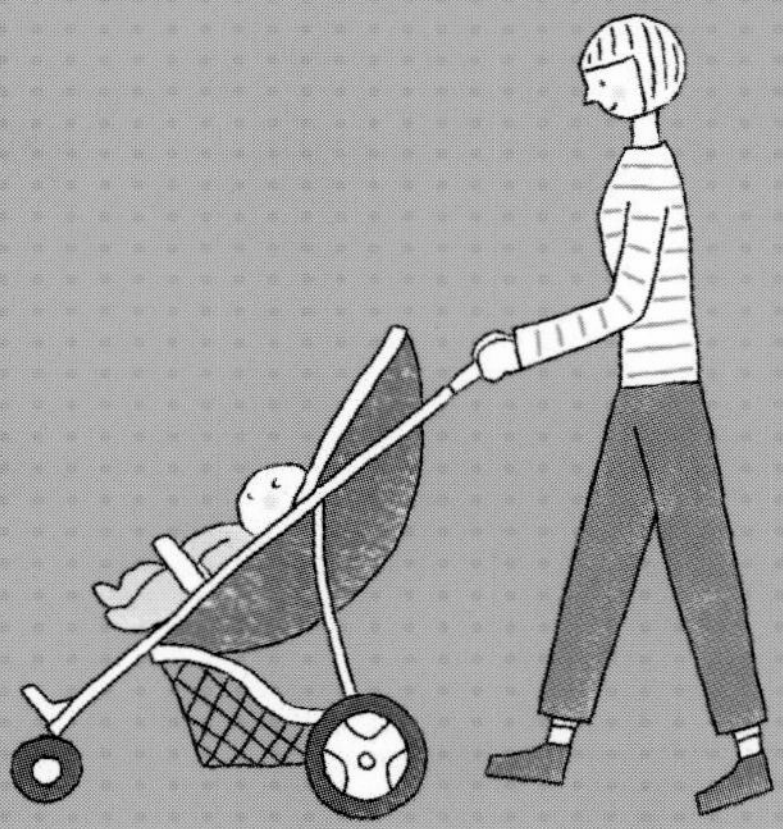

3-1

凍結保存施設を集中させ症例数を増やすことが重要

専門施設で高度な卵巣組織凍結が受けられるようになりました

卵子や受精卵の凍結は、日本全国615の施設で日々行なわれており、うち123の施設が、医学的適応の卵子・受精卵凍結を実施しています。これくらいの数があれば、各地域の患者さんに、じゅうぶん対応が可能です。

一方、「卵巣組織の凍結保存」については、事情が異なります。卵巣組織凍結の症例数がまだ限られていることもあって、熟練した専門家（培養士）による卵巣組織凍結を実施できる生殖医療施設は、それ自体、とても数が少ないのです。

しかし、たとえ地元に適切な生殖医療施設がなくても、患者さんが希望すれば、専門家による質の高い卵巣組織凍結を、地元にいながらにして、受けていただけるようになったのです。

第2章で紹介した、妊娠・出産の実績を上げているデンマークやドイツの成功例を、思い出してみてください。それと同じ方法で、地元の病院で摘出された卵巣[※1]を、離れた専門施設に搬送し、そこで凍結保存してもらうことが、今は日本でも可能[※2]となりました。

一定の症例数を扱うことで施設の技術や質が向上していきます

集中型の凍結保存施設を活用するこの方法は、卵巣組織凍結

※1 卵巣の摘出手術は比較的かんたんなので、多くの病院で受けることができる

※2 卵巣を4℃に保った保存液の容器に入れて、日本全国どこからでも、24時間以内に凍結保存施設へ運べる搬送システムが2016年に整備された（詳しくは86～92P）

を行なう生殖医療施設を日本中に新しくつくるより、はるかにかんたんで合理的です。

『平成28年度　厚生労働省子ども・子育て支援推進調査研究事業』の研究報告は、卵巣組織凍結を必要とする症例は、多くても年間400例と推測しています。しかし、現状で行なわれている卵巣組織凍結はもっと少なく、せいぜい年に100例程度と推測されます。

仮に47都道府県に1つずつ分散型の卵巣組織凍結の専門施設を設けたとすると、個々の施設が扱う症例は、年間2〜3例に過ぎません。凍結保存の技術の向上を期待するには、少な過ぎる症例数です。反対に、凍結保存施設を全国で3、4施設に集中した場合はどうでしょう。1つの施設が扱う症例数が増え、その分、技術が向上することを期待できます。そう考えると、集中型の施設の設置が、患者さんの利益と無関係ではないことが、ご理解いただけるのではないでしょうか。

日本ではいま、「がん医療と生殖医療の地域連携ネットワーク」の整備が進んでいます。その動きのなかで、「均てん化※3」を念頭に、卵子・受精卵・卵巣組織の凍結保存を用いた、妊孕性温存が行なわれていくことを切に願っています。

また、医師・看護師、カウンセラー、患者団体など、多くの方々の努力が実って助成金も出るようになり、がん患者さんの経済的負担が軽減される傾向にあるのは、たいへん喜ばしいことです。これから先、もっと集中型の凍結保存施設を利用していただければ、卵巣組織凍結の技術や質も向上し、この技術を必要とするすべての患者さんに、その恩恵を受けていただけるようになると思います。

※3　62P参照

3-2

卵巣組織凍結には「緩慢凍結法」を選ぶべき理由

現在の日本のガラス化凍結法は卵巣組織凍結には向きません

前の章では、卵巣組織の凍結に使われる、ガラス化凍結法のリスクについてお話ししましたが、ガラス化凍結法と緩慢凍結法に優劣があるわけではなく、生殖医療では、それぞれの特徴を活かして使い分けています。

卵子や受精卵に比べて、卵巣組織の構造は血管、神経、大きな卵胞、黄体、間質などを含み、複雑です。ガラス化凍結法では1㎜以下の極力薄い卵巣皮質切片を凍結しますが、それでも凍結保護剤の濃度の高いガラス化溶液に曝すと組織が破綻して修復されない（卵胞内の卵子と顆粒膜細胞の間、卵胞と卵巣皮質の間の剥離[※1]）とか、前の章でも少し触れましたが、融解して移植する直前でも高濃度の凍結保護剤が残ってしまう欠点[※2]があります。

それに比較して緩慢凍結法の場合、凍結保護剤の濃度が低く、融解して移植する段階では、凍結保護剤は残っていません。実は妊娠と直結するのは、その後と考えています。緩慢凍結法の場合、1〜2㎜とガラス化凍結法の約2倍の厚さの卵巣組織切片を凍結します。多くの卵胞が損失するのは移植してから3〜4日の間、つまり人体に生着する間であるといわれています。緩慢凍結法で妊娠出産の実績が高いのは、凍結方法の違いもありますが、実は移植してからの組織切片の厚さが大きく関与している[※3][※4][※5]と推測しています。

※1 Kawai T. & Shimada M. Sci Rep. 2020;10:6841

※2 66P ※8、※9参照

※3 Gavish Z et al. Hum Reprod. 2014; 29: 989-96.

※4 Gavish Z et al. J Assist Reprod Genet. 2018; 35: 61-69.

※5 Meirow D. Online Fertility Preservation Hands-on Workshop on Ovarian Tissue Cryopreservation & Transplantation. Jan 15, 2021.

実績のある緩慢凍結法がより安全で確実です

前にお話ししたように、ガラス化凍結法による卵巣組織凍結でも、この先、症例が増えれば、妊娠・出産の成功例が出てくるかもしれないという期待はあります。

しかし、これまでのところ、卵巣組織凍結による妊娠出産のほとんどが、緩慢凍結法によるものという事実は無視できません。妊娠率も30～50％と高く[※6 ※7]、近年では、移植後、自然妊娠に成功する人も増えています。

こうした事実から、あえて**ガラス化凍結法を選択するメリットは、少なくとも患者さんには、ないように思います。現時点では、卵巣組織凍結にはガラス化凍結法より、緩慢凍結法のほうがより安全で実効性が高いと断言できるからです。**

お話ししてきたとおり、卵巣組織の凍結保存を行なう日本の

※6 Meirow D et al. Fertil Steril. 2016；106：467-474.
※7 Shapira M et al. Fertil Steril. 2020；114：388-397.

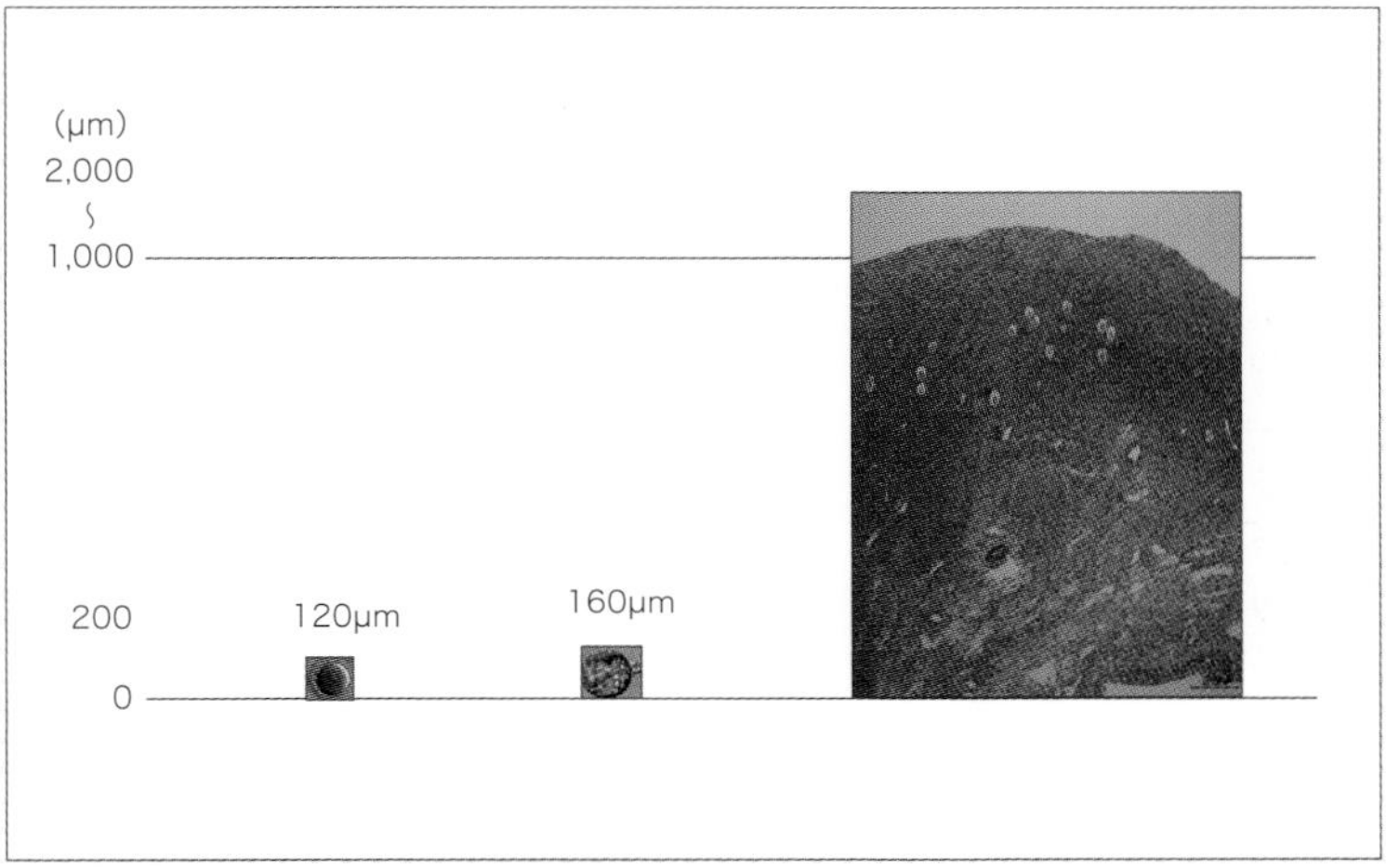

卵子・受精卵・卵巣組織切片の大きさの比較

生殖医療施設は、きわめて数が限られています。そのうち緩慢凍結法を採用している施設は、さらに少数です。

緩慢凍結法による卵巣組織凍結を希望する患者さんや親御さん、ご家族は、まずは担当医に相談してみてください。担当医を通じて、緩慢凍結法での卵巣組織凍結ができる生殖医療施設を、近辺で探していただくことができれば、それに越したことはありません。それが難しい場合は、86〜92Pにあるように、摘出した卵巣だけを送って、緩慢凍結法での凍結保存が受けられる専門施設の利用を検討されてみてはいかがでしょうか。

3-3

卵巣組織の長期保管体制が万全か確認することをおすすめします

保存の方法や環境について気になることは迷わず確認を

卵巣組織凍結を最も必要としているのは、小児がんの子どもたちです。そして小児にとっての卵巣組織凍結は、移植までにしばしば20年以上もの年月を要する、長い旅路です[※1]。間違いなく安全に保管してもらえるよう、親御さんやご家族は、どんな点に注目すればよいか、考えてみましょう。

もし時間的な余裕があるなら、凍結保存施設の担当者と話し

※1 ホジキンリンパ腫の女性が20歳時に凍結、16年後の36歳時に移植し挙児。急性リンパ性白血病の女性は、24歳時に凍結し、15年後の39歳時に移植。凍結から20年後に男児を出産
Silber SJ et al. J Assist Reprod Genet. 2018；35：2205-2213.

て、凍結した卵巣組織がどのように保存されるのか、説明してもらうと安心です。

凍結された卵巣組織は、液体窒素のタンクのなかで保管されますが、卵巣組織専用のタンクが用意されているのか、そのタンクはどんな環境に置かれているのかなど、聞いてみるまでわかりません。複数の切片に分割された卵巣組織を、全部同じ容器に入れ、同じタンクで保存している場合、タンクや容器の損壊で、すべての組織が失われるおそれがあります。リスク分散のために分割保存ができないか、相談する価値はあるでしょう。

長期保存による凍結障害で、卵巣組織がダメージを受けるリスク、移植ができなくなるリスク、災害などで卵巣組織が損傷・紛失した場合はどうなるかなども、聞いてみてください。

災害時にも卵巣組織を守る備えはじゅうぶんでしょうか

私たちのクリニック[※2]がある宮城県は、東日本大震災で大きな被害を受けました。幸い当院は無事でしたが、生殖医療クリニックのなかには、卵子を育てる機械や凍結タンクがすべて倒壊し、凍結物がだめになってしまったというところがありました。２０１８年３月には、米国のサンフランシスコとクリーブランドの２施設で、管理上の問題で液体窒素タンクが事故を起こし、多数の受精卵や卵子が損なわれています。

日本はとても自然災害が多い国です。卵巣という、代用がきかない自分の体の一部を預ける施設には、しっかりとした備えが不可欠です。

その生殖医療施設には、非常用のバックアップ電源はあるでしょうか。いざというとき[※3]、卵巣組織が入った凍結タンクは、

※2 京野アートクリニックは現在、仙台、盛岡、高輪（東京）、HOPE（日本卵巣組織保存センター）で活動している

※3 地震、台風、水害、土砂崩れ、津波、火災など

誰が、どのように避難させるのでしょうか。緊急事態に際して、職員や患者への連絡はどのように行なわれるのでしょう。マイナス196℃の液体窒素で満たされた凍結タンクから、知らない間に液体窒素が漏れ出したり、中の温度が上昇してしまったらどうなるでしょう。

卵巣組織を保存する施設が、日頃から非常事態に備えて、危機管理を行なうのは当然のことです。その前提で、あなたや、あなたのお子さんの卵巣組織を預ける施設を、しっかりと評価してください。

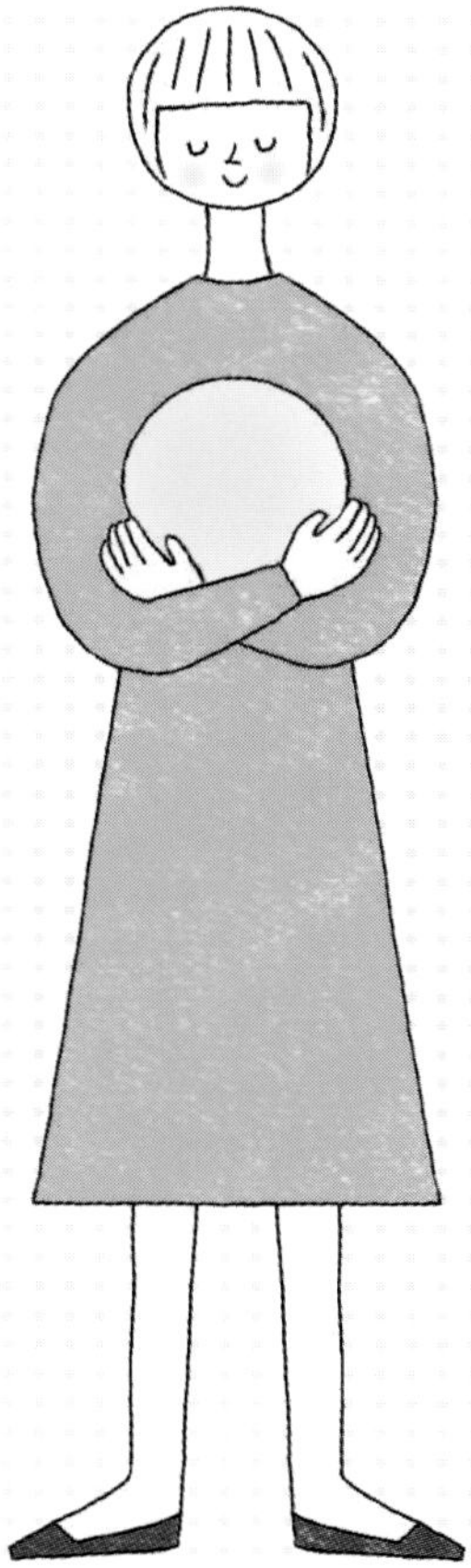

移植の日が何年先でも、安全に卵巣組織を
保管してくれる環境が必要です

3-4

卵巣組織凍結保存センター「HOPE」について

日本のどこからでも利用できる卵巣組織の凍結保存施設です

２０１６年11月、私たちは卵巣組織凍結の「均てん化」、「世界水準の質[※1]」、「長期間保管」を目的とした、日本卵巣組織保存センター「ＨＯＰＥ」を東京で開設しました。立ち上げにあたり、FertiPROTEKT[※2]のMarkus Montag教授と、Jana Liebenthron教授の多大なご支援を得ました。

卵巣組織凍結による世界トップクラスの妊娠出産成績を実現

※1 具体的には、熟練した卵巣組織処理の手技、緩慢凍結法の採用、融解移植時のサポート

※2 61P参照

し、すべての若いがん患者さんに、望めば子どもがもてる喜びを届けられるよう、私たちが目指したのは、優れた技術と実績をもつ「FertiPROTEKT方式」です。ＨＯＰＥはこの〝お手本〟と同じく、全国の患者さんが利用できる、日本初の「集中型卵巣組織凍結保存施設」です。

確かな技術を提供するためのＨＯＰＥの特徴

●遠隔診療（Telemedicine）の活用

ＨＯＰＥの医師、看護師、培養士、心理カウンセラー、相談員が、患者さんやご家族、がん治療の担当医と連絡をとり、治療がスムーズに進むようサポートします。電話、メール、モニターを介して互いに顔を見ながら行なうオンライン診療では、遠方の患者さんがＨＯＰＥに足を運ぶ必要もありません。

患者さんやご家族と定期的に連絡をとり、健康状態や治療の状況、何か問題はないかなどを確認。さまざまな相談への対応や、がん治療施設のスタッフとの情報共有を行ないます。

卵巣機能の回復後、半年間が自然妊娠の適期です（体外受精・顕微授精も可能）。妊娠までのケアに加え、出産後も長期的に母児をフォローアップして、治療の安全性を確認します。

●卵巣摘出・移植のサポート

東京と神奈川では、HOPEが連携する川崎病院、山王病院、浜田病院で、卵巣摘出手術[※3]を受けることができます。遠方の患者さんについては、その方の地元の医師に連絡をとり、卵巣摘出をしていただけるように手配します。

移植は妊娠出産を左右する技術[※4]ですので、熟練した内視鏡専門医に依頼します。融解した卵巣組織をできる限り速やかに移植できるよう、HOPEの培養士は専門医と呼吸を合わせ、移植手術に最適なタイミングで融解を行ないます。

※3 3～4日の入院で、全身麻酔・腹腔鏡下手術で実施。手術に要する時間は30～60分内

※4 移植から生着までは3～4日。その間に原始卵胞が損失する。よい結果を得るには、最初の処理から移植まで全過程が重要

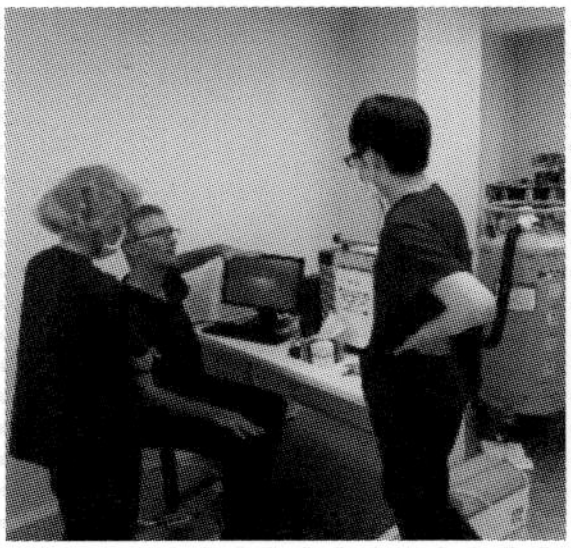

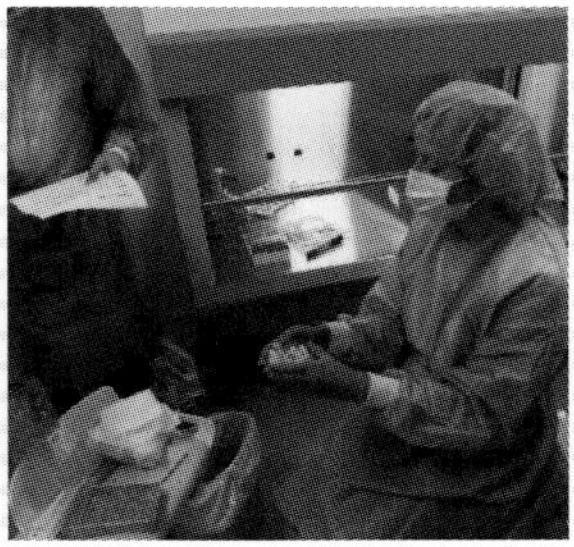

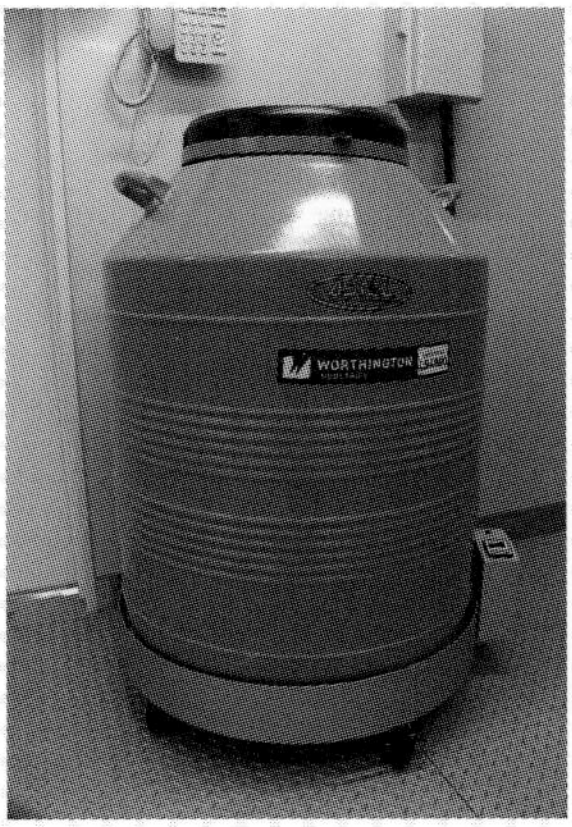

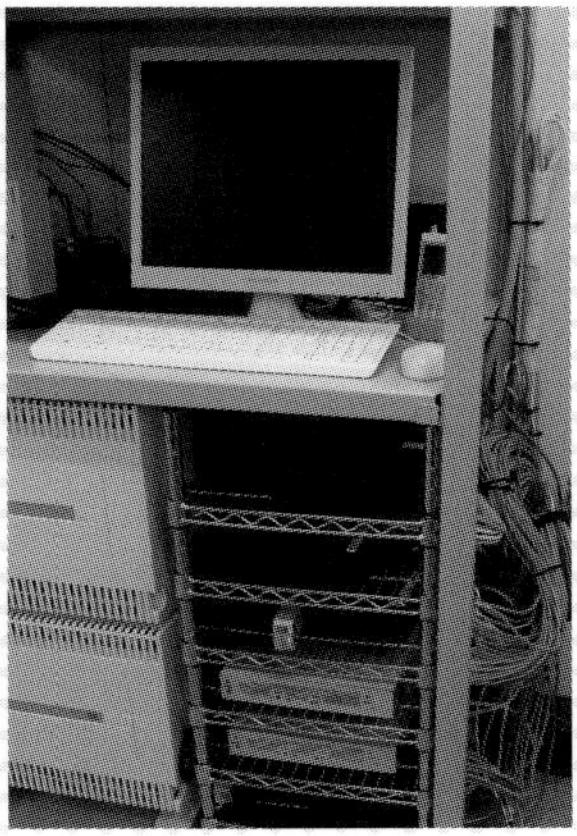

上／2016年、HOPEの立ち上げ時に、FertiPROTEKTの共同創設者の1人であるM.Montag教授（左）とJ.Liebenthron教授（右）に指導を仰いだ
下／すべての液体窒素タンクには重量センサーが設置されており、窒素が減るとインターネットを通じて管理担当者に警報を送る

●搬送システム（Transportation）の確立

日本各地の医療施設で摘出された卵巣は、保存液に入れて4℃に保ち、指定の運送会社を通じて、24時間以内に東京のHOPEに搬送されます[※5]。安全な搬送システムの確立は、効率的な卵巣組織の凍結保存の必須要件です[※6]。

●質の高い卵巣組織処理と生存卵胞密度の検査

培養士による卵巣皮質切片[※7]の作成と、生存原始卵胞の確認は、移植後の卵巣がどのくらい長く機能するかの決め手です。原始卵胞の生存を高い確率で確保するため、卵巣組織は4℃のプレート上で処理します。

病理組織検査で、悪性腫瘍細胞の有無[※8]や、原始卵胞の密度も調べます。卵巣組織切片の凍結は緩慢凍結法で行ない、融解移植時の凍結保護剤の残留は、ほぼゼロです。

※5 保存液を用い、大阪から仙台まで18時間かけて搬送し、原始卵胞に影響がないことを確認 Kyoya T et al. Reprod Med Biol. 2013；13：47-52.

※6 Kyono K et al. J Assist Reprod Genet. 2017；34：1469-1474.

※7 8×4×1㎜の短冊形

※8 微小残存病変（MRD）検査。摘出した卵巣組織のMRDを調べる

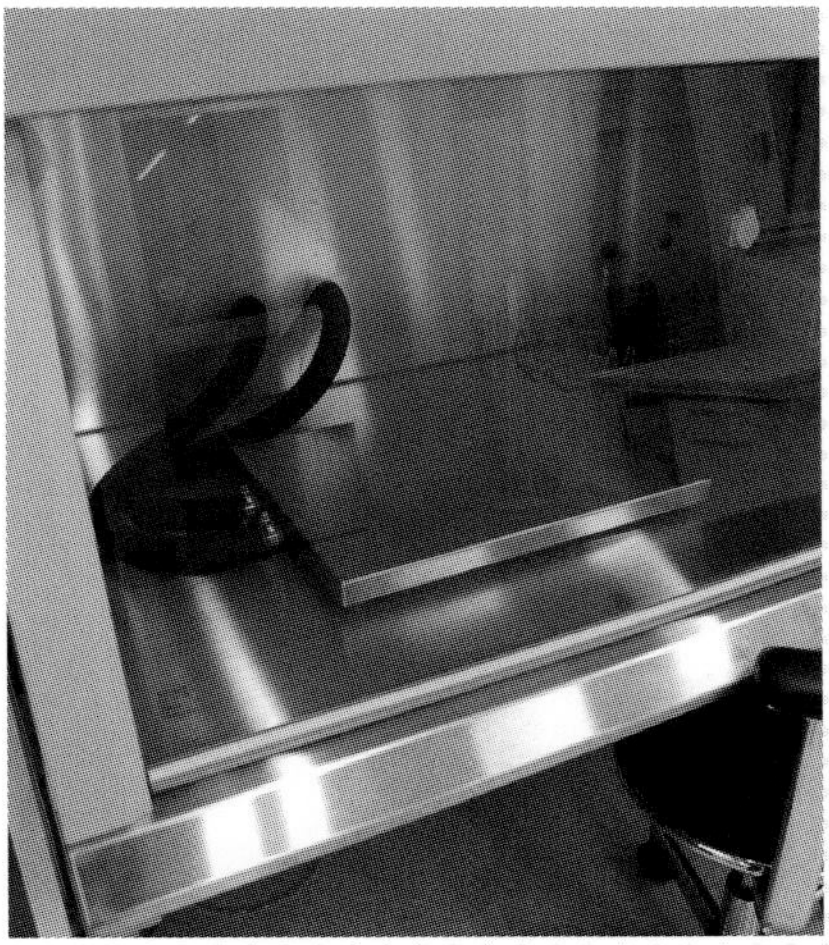

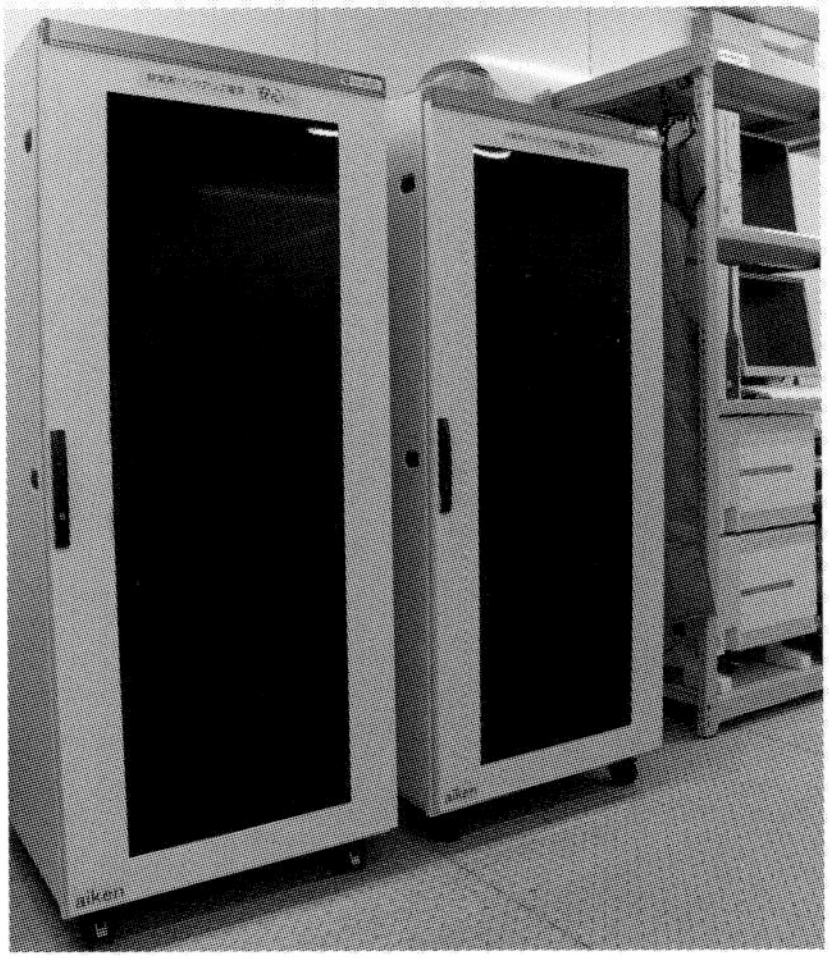

上／卵巣を4℃に保ったまま、切片に処理するためのプレート
下／停電時に凍結システムの電源をバックアップする非常電源装置

20年、30年の長期保管のためにHOPEが行なっていること

HOPEは2020年12月に、地盤強固な高台（北品川の御殿山）に移転しました。自然災害対策強化が目的です。卵巣組織が眠る液体窒素タンクの保管場所は、建物の1階とし、非常時には人力で、容易に屋外へ避難させることができます。

卵巣組織凍結保存に関わるスタッフが、常に技術や知識を更新し続けることも、長い保管期間を通し、安定的に質の高いケアを提供するために必要です。実践が技術を磨くという意味では、取り扱う卵巣組織凍結の症例数が、年間10例以上は必要だと考えます。加えてHOPEでは、ウシの卵巣組織を用いた処理や検査のトレーニングを定期的に実施し、講演会やワークショップを通じて、スタッフがFertiPROTEKTや世界中のトップクラスの医師や培養士から直接学ぶ機会も設けています。

3-5

がん克服後を豊かに生きるために

医療チームはどこまでも患者さんの味方です

がんの治療は、医療従事者によるチームワークです。がん治療の専門医、看護師、生殖医療の専門医、培養士、薬剤師、心理カウンセラーと、多くの人たちが患者さんのために一丸となって、治療や妊孕性温存に取り組んでいます。

医療チームは患者さんの味方です。繰り返しになりますが、よくわからないことや、気になっていることは、遠慮なくたずねてください。例えば、本当にあなたに適した妊孕性温存は、卵子凍結、受精卵凍結、卵巣組織凍結のうちのどれでしょう。結婚していても、受精卵凍結ではなく、卵子凍結を望む人もいます。あなたの希望を率直に伝えて相談してください。

子どもの患者さんの場合、〝小児〟といっても、月経の有無や体の発達状態によって、卵巣組織凍結しか方法がないのか、卵子凍結のほうが適しているのか、答えは違ってきます[※1]。

どんな妊孕性温存の選択をするにせよ、あなた自身、あるいは小児がんでは患者さんの保護者が、治療の内容をよく理解したうえで、先に進むことが大事です。

妊孕性温存のアフターケアは妊娠・出産後も続きます

妊孕性温存は、病気が治った患者さんが、体外受精や卵巣組

※1 体の発達状態によるところが大きいため、卵子凍結の適応年齢は、生殖医療施設によってまちまち

織の移植を受けた時点や、妊娠・出産をした時点で、すべて終わりというわけではありません。

卵巣組織凍結では特に、移植後も長期間のモニタリング※2が必要です。病気が治った患者さんが、結婚や出産を希望するようになると、卵巣組織の移植が可能な健康状態かどうか、腫瘍科と生殖医療の担当医が確認します。今はまだ幼い小児がんの患者さんにも、20数年後には、きっとそういう日がくるでしょう。

移植がうまくいき、元患者さんが無事に出産をしても、生殖医療の医師の仕事は、まだ終わりません。卵巣組織凍結で生まれてきた赤ちゃんの健康と安全を、少なくともその子が20歳を過ぎるまで見守るのです。

１９７８年、世界初の体外受精児として、この世に生を受けたLouise J. Brownさんは、いま42歳（２０２１年１月20日現在）です。当時、「試験管ベイビー」として世界から注目された彼女は、立派に成長して結婚し、２００６年と２０１３年に、

※2 定期健診や、電話などによる問診が多い

自然妊娠で健康な男の子を2人授かっています。彼女を担当した生殖医療チーム※3は、その間ずっと親子を見守り、体外受精技術の安全性をモニタリングし続けました。

卵巣組織凍結についても同じです。あなたが、あるいはあなたのお子さんが、がんを克服し、その後の未来をずっと健やかに暮らしていけるよう、息の長いサポートを提供してくれる医療チームと、出会っていただきたいと切に願います。

この分野の第一人者、ベルギーのJacques Donnez教授は、「卵巣組織凍結は、卵巣毒性を伴う治療を受けるすべての若年女性がん患者に、選択肢として提供すべき医療行為です」と述べています。

私たち生殖医療に携わる者は、患者さんとご家族の長い旅の伴走者です。がん克服後の豊かな人生に向けて、勇気をふるいおこし、希望を胸に、一緒に歩んでいきましょう。

※3 体外受精のパイオニア、Patrick Steptoe医師とRobert G. Edwards博士を中心とするチーム

COLUMN

ターナー症候群の患者さんの不妊治療について

ターナー症候群は、女性だけに見られる先天性の染色体異常です。細胞内の遺伝子情報を載せた46本の染色体のうちの1対2本は、性別を決定する性染色体で、男性ではX染色体とY染色体が1本ずつ（XY）、女性の場合はX染色体が2本（XX）あります。ターナー症候群の女性では、2本のX染色体のうちの1本が、一部または完全に欠損しており、卵巣機能不全のため思春期になっても第二次性徴が現れず、ほとんどの患者さんは不妊です。

妊娠10週の頃に、NIPTという新型出生前診断を行なうことで、生まれてくる赤ちゃんの染色体の状態が、ある程度わかります。誕生前にターナー症候群が見つかれば、誕生後すぐ、あるいは状態が安定した時点で、卵巣組織を凍結保存し、あとで身体に戻すことで、少なくとも女性ホルモンを補うことは可能です。デンマークのClaus Y. Andersen博士なども、思春期発来のために、卵巣組織凍結が使えるのではないかとしています。

また、X染色体に欠損がある細胞と、正常にそろった細胞が入り混じる、〝モザイク〟タイプのターナー症候群では、卵巣にも相当量の正常な卵胞が存在するケースがあり、不妊治療に卵巣組織凍結が奏功する可能性も考えられます。

おわりに

私が初めて卵巣組織凍結の存在を知ったのは1998年、シドニーで開催された世界体外受精学会でのことでした。2003年にはベルギーのブリュッセルで第1回卵巣組織凍結カンファレンスに参加してJ.Donnez教授の存在を知り、翌2004年には1例目出産の報告を受けました。

2006年のヨーロッパ生殖学会の後にはベルギー、ルーヴェンのカソリック大学を訪問し、氏の手術を見学。卵巣組織凍結が、きわめて合理的で実効性の高い妊孕性温存技術であることを確信しました。

小児がんは進行が速く、初経前の子どもさんからは採卵もできないため、小児がん患者の妊孕性温存は、従来、非常に困難でしたが、卵巣組織凍結であれば、大人のがん患者さんばかりか、小児がん患者の子どもさんやそのご家族の希望の星となり得ることも、同時に理解できました。

その後も、世界各地で開催される卵巣組織凍結の学会やワークショップに、毎年のように参加し、この分野を牽引する世界中の医師や研究者たちとの情報交換を続けてきました。２０１５年にはドイツのボン大学の凍結保存センターを訪問。卵巣の凍結処理の手技やFertiPROTEKTの実際の活動を現場で学び、その場で、東京にもドイツと同様の凍結保存センターを創設し、日本の〝卵巣組織凍結の均てん化〟を図る決意を固めました。

そして、２０１６年に日本卵巣組織保存センター（ＨＯＰＥ）を東京の品川に開設。立ち上げ時には、ボン大学からM.Montag教授とJ.Liebenthron教授を招き、FertiPROTEKTの様々なノウハウを伝授いただきました。

２０２０年12月には、自然災害対策を強化するために高台（北品川の御殿山）へ移転しました。

このような経緯を経て、２０２１年1月現在、ＨＯＰＥでは23名の卵巣凍結保存を行っております。これからも均てん化をめざし、日本全国のがん患者さんに卵巣組織凍結・移植の機会を等しくご提供することにより、がん治癒後の妊娠・出産という患者さんの夢を実現すべく、努力してまいります。

京野廣一（きょうの・こういち）

1951年　宮城県生まれ
福島県立医科大学卒業後、東北大学医学部産科学婦人科学教室入局。1983年にチームの一員として日本初の体外受精による妊娠・出産に成功。1995年、レディースクリニック京野を宮城県大崎市に開院。世界各国の妊孕性《にんようせい》温存のリーダーから技術を学び、2001年に日本初の卵子凍結（緩慢凍結法）による妊娠・出産に成功。2004年、ガラス化法による卵子凍結で妊娠・出産に成功。2007年、京野アートクリニック仙台開院。2012年、京野アートクリニック高輪開院。2016年には、日本初の卵巣組織凍結保存センター「HOPE」を品川に設立。2019年、京野アートクリニック盛岡開院。全国を対象に、地域格差のない、患者中心の妊孕性温存の普及活動を展開している。

医療法人社団 レディースクリニック京野 理事長
日本産科婦人科学会 産婦人科専門医・指導医
日本生殖医学会 生殖医療専門医
東邦大学医療センター大森病院産婦人科 客員教授（専門領域 生殖内分泌）

京野アートクリニック高輪
〒108-0074 東京都港区高輪3-13-1 高輪コート5F

日本卵巣組織保存センター「HOPE」
URL: https://hope-kyono.jp/　　TEL: 03-6408-4720

がんでもママになるのをあきらめない
卵巣組織凍結という選択肢

2021年2月16日　初版第1刷発行

著　者	京野廣一
発行人	海野雅子
発行所	サンルクス株式会社 〒136-0076 東京都江東区南砂1-20-1-403 電話 03-6326-8946
発　売	サンクチュアリ出版 〒113-0023 東京都文京区向丘2-14-9 電話 03-5834-2507

イラスト	嶋津まみ
編集・デザイン	サンルクス制作室
印　刷	株式会社シナノ
製　本	有限会社栄久堂

ISBN978-4-86113-700-6 C3047